"十四五"时期国家重点出版物出版专项规划项目

小儿惊风

中医常见及重大疑难病证专辑文献研究丛书

丛书总主编　王春艳　贾　杨

丛书总主审　张如青

主　编　石云　贾杨

主　审　薛征　曲丽芳

上海科学技术出版社

图书在版编目（ＣＩＰ）数据

小儿惊风 / 石云，贾杨主编. -- 上海 : 上海科学
技术出版社，2023.1
（中医常见及重大疑难病证专辑文献研究丛书 / 王
春艳，贾杨总主编）
ISBN 978-7-5478-5958-2

Ⅰ．①小… Ⅱ．①石… ②贾… Ⅲ．①惊厥－研究
Ⅳ．①R272.3

中国版本图书馆CIP数据核字(2022)第212605号

本套丛书由上海市进一步加快中医药事业发展三年行动计划(2018—
2020)项目"中医常见病证专辑文献研究"[项目编号：ZY(2018—2020)-
CCCX-3001]资助出版。

小儿惊风

主编　石　云　贾　杨

上海世纪出版(集团)有限公司
上海 科 学 技 术 出 版 社　出版、发行
(上海市闵行区号景路 159 弄 A 座 9F－10F)
邮政编码 201101　　www.sstp.cn
山东韵杰文化科技有限公司印刷
开本 787×1092　1/16　印张 10.5
字数 160 千字
2023 年 1 月第 1 版　2023 年 1 月第 1 次印刷
ISBN 978-7-5478-5958-2/R·2643
定价：65.00 元

惊风,是儿科常见病证,以四肢抽搐或意识不清为临床主要特征。本书围绕小儿惊风历代经典古籍文献展开论述。北宋以前的医家对小儿惊风的认识尚不清晰,自北宋钱乙《小儿药证直诀》,首立急惊和慢惊两大类。本书内容除为小儿惊风临床诊疗提供指导外,对于满足风、痰、热的急性起病类病证和以脾虚为主的慢性起病类病证,亦具有诊疗借鉴意义。本书包括8章,包括病名渊源、疾病论述、病因病机、临床表现、治则治法、方药妙论、外治方法、典型医案。

本书可供中医临床工作者、中医文献研究者、中医院校师生及中医爱好者参考阅读。

内容提要

从书编委会名单

中医药发展已上升为国家战略，《中华人民共和国中医药法》规定："国家采取措施支持对中医药古籍、著名中医药专家的学术思想和诊疗经验以及民间中医药技术方法的整理、研究和利用。"《中医药事业中长期发展规划（2016—2030）》明确："实施中医药传承工程，全面系统继承历代各家学术理论、流派及学说，全面系统继承当代名老中医药专家学术思想和临床诊疗经验，总结中医优势病种临床基本诊疗规律。"《中共中央 国务院关于促进中医药传承创新发展的意见》指出："挖掘和传承中医药宝库中的精华精髓。加强典籍研究利用，编撰中华医藏，制定中医药典籍、技术和方药名录，建立国家中医药古籍和传统知识数字图书馆。"习近平总书记多次提到要"深入发掘中医药宝库中的精华"，而中医药古籍文献正是这一宝库的真实载体和精华所在。

尤其《中医药"十四五"发展规划》还明确："开展国家中医优势专科建设，以满足重大疑难疾病防治临床需求为导向，做优做强骨伤、肛肠、儿科、皮肤科、妇科、针灸、推拿及脾胃病、心脑血管病、肾病、肿瘤、周围血管病等中医优势专科专病，巩固扩大优势，带动特色发展。制定完善并推广实施一批中医优势病种诊疗方案和临床路径，逐步提高重大疑难疾病诊疗能力和疗效水平。"可见系统开展历代医家诊治各类疑难杂病、常见病的学术思想、临床经验、流派特色的挖掘研究和转化应用已成行业共识，必将迎来一个研究高潮，其中文献研究更是理论策源的根基，不可缺少，至关重要，将中医古今文献的挖掘研究与当代临床实践紧密结合,也必将成为未来中医药事业发展的一条重要路径。

上海市中医文献馆自 1956 年建馆以来从未间断对历代名医名著的临床经验挖掘研究,本丛书是在既往工作经验基础上,立足于对当代临床常见病及重大疑难病证的古籍文献的系统性、综合性挖掘研究,实乃创新之举。其目标是对历代名家关于当代临床多发病及重大疑难病证的古籍文献进行全方位、系统性归类整理和分析研究。

本丛书从整理挖掘历代中医药文献(包括从中医书籍、期刊、讲义、未刊抄本等)入手,对历代医家的医论医话、经典发微、医史研究、典型医案、临床经验等进行挖掘,对其中的学术观点、有效方剂、用药特色、辨证思维、加减化裁、特色技术、适宜技术等加以挖掘汇聚、分类整理和比较研究。各分册内容大体包括疾病概述、专病病因病机、专病辨证论治、专病特色方药、专病其他特色疗法(针法、灸法、外治法、推拿按摩、民间偏验方、食疗养生方、治未病与康复),以及专病历代名家经验(包括历代名医医论医话、历代名医经典医案)。各分册根据各自特点或增加个性化章节 2~3 章。

本丛书包括《喘证》《臌胀》《肿瘤》《崩漏》《胎漏胎动不安》《绝经前后诸证》《不寐》《腰痛》《胁肋痛》《青盲》《丹毒》《口疮》《湿疹》《瘾疹》《小儿疳证》《小儿惊风》等内外妇儿伤等各科疾病的 16 个分册,在当代中医药常见病及重大疑难病证文献研究方面具有代表性,总计 300 余万字,丛书及各分册主审均为相关领域的文献研究专家与临床专家,有效确保了本丛书的编撰质量。

本丛书承续上海市中医文献馆在建馆之初组织编写的《中医专病专辑》丛书及其在全国产生广泛影响的历史经验,创新编写体例,突出名医—名流—名著—名术—名方—特色方药的经验传承,突出特色诊疗技术和理论创新,与时俱进;利用现代检索等研究手段,聚焦于医家诊疗中具有特色优势的专病诊疗经验,从历代文献中挖掘整理、系统分析提炼临证精华。通过文献研究进行全方位、系统性归类整理和比较研究,从古籍文献中寻找理论根基和临床实践的源泉,力争做到古今文献深度融合、药物和非药物疗法结合、内服外用方药结合、繁简用方用药结合、名医医论医话与典型医案结合、原文和编者按有机结合、文献与临床研究相结合。

作为上海市中医药三年行动计划项目的重要成果,本丛书的研究编写始终坚持研究与传播相结合、项目建设与人才培养结合、馆内外专家结合。以成果为导向,目的是培养一批具有较高学术水平的中医临床文献研究人员和中医临床专家,突破文献馆研究资源的局限,将中医临床文献研究的主编和编委队伍向馆外优秀中医文献研究机构和各大临床机构的骨干专家拓展,通过团结合作有效提升项目的参与度,提高研究成果的质量。

文献是中医药宝库精华的重要传播载体,是挖掘宝库精华的根基所在和理论创新源泉。希望通过本丛书的出版,进一步深化与提升中医药临床文献研究的底蕴和价值,为构筑起一座沟通融合中医文献与临床之间的桥梁做出积极探索。

编　者

2022 年 8 月

一、本系列丛书辑录的文献资料主要截至清代，个别内容涉及民国和当代。

二、凡是有一定影响和学术价值的，或言之有理而自成一家的，对中医临证治疗有参考价值的文献资料，均依原文录入，其有雷同者则按最早出现文献辑录。

三、本书按照病名渊源、疾病论述、病因病机、临床表现、治法治则、方药妙论、外治方法、典型医案进行分类整理，并根据年代进行排序。

四、引用文献由于版本不同，难尽一致，因此，本书将主要引用书目附于书末，以备读者稽考。

五、书中所载虎骨等中药材，根据国发〔1993〕39 号，卫药发〔1993〕59 号文，属于禁用之列，均以代用品代替，书中所述虎骨等相关内容仅作为文献参考。

编写说明

目　录

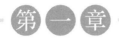

病 名 渊 源

　　惊风,是儿科常见病证,以四肢抽搐或意识不清为临床主要特征。北宋以前,医家对本病的认识尚不清晰,存在多个病证的混淆。如《备急千金要方》《外台秘要》均以惊痫、风痫、发搐等病名记载,但症状描述多有交错,界限不清。北宋钱乙撰《小儿药证直诀》,首立急惊和慢惊两大类,并与发搐、癫痫明确鉴别,从此惊与痫分开两证立说。宋以后,对惊风的认识日趋完善,历代医家逐渐观察到惊风的发生、发展、转归和康复的完整全过程,并对惊风失治的情况有了专门论述。明代以后,逐渐认识到慢惊风失治,会演变为慢性迁延状态,即慢脾风。在《幼幼新书》《幼科发挥》等医籍中列出了惊风的变证,如急惊风变痫、急惊风成瘫等发作后遗症。

　　一般急惊风发病急骤,慢惊风多由久病而来,也可以由急惊风转变而来。急惊的特点在起病快,常见风、痰、热三大主症。慢惊的特点在于脾虚生风,脾气亏虚是主症。现代,儿童健康促进工作较好,儿童保健工作日趋完善,儿童体质状态日益增强,加之现代医院科室设置完善,急诊医学能力的提升,大城市中,本病在中医儿科已不常见。在《幼科刍言》中收载了一例20世纪60年代由上海儿科泰斗、上海市中医文献馆的老馆长董廷瑶先生诊治的急惊风案例,可作研究。

　　本病虽然已经鲜有发生,但是作为一个儿童较为凶险的神志疾病,通过本书的整理编写,可以为当代中医儿科医护人员提供历代文献支持。对于满足风、痰、热的急性起病类病证和以脾虚为主的慢性起病类病证,也具有诊疗借鉴意义。

一、急惊风

急惊,因闻大声或大惊而发搐,发过则如故。(《小儿药证直诀》卷上)

张涣论:小儿心神多不定,胞络多积痰涎,遂生邪热。若热盛,干于心神,兼外伤风邪客搏,使遍身壮热,痰涎壅滞,四肢抽掣,牙关紧急,名曰急惊风病。《婴童宝鉴》论:小儿急惊风为惊痰灌于心,而眼上、手足瘛疭,身热,牙关硬,口噤不开者也(引许宣治)。(《幼幼新书》卷第九)

心主乎神,独不受触,遇有惊则发热,热极生风,故能成搐,名曰急惊。(《幼科折衷》卷上)

痰火之症,即俗所谓急惊风也。(《笔花医镜》卷二)

急惊之来,先因于风,而生痰、生热,或热数日而发,或热一二日而发,或发于仓卒之间,其来也急而惊人,故曰急惊。(《医述》卷十四)

二、慢惊风

慢惊症,因病后或吐泻,或药饵伤损脾胃,肢体逆冷、口鼻气微、手足瘛疭、昏睡露睛,此脾虚生风,无阳之症也。慢惊属脾,中气虚损不足之病也。(《万病回春·慢惊》)

慢惊属阴,阴主乎静而搐缓,故曰慢惊。(《幼科折衷》卷上)

木侮土症,即俗所谓慢惊风也。(《笔花医镜》卷三)

慢惊多因于吐泻之后,为土败木贼之证,其来也缓而难治,医家见之,无有不惊者,故曰慢惊(引许宣治)。(《医述》卷十四)

三、慢脾风

慢惊风……其有眼闭四肢厥冷者,名曰慢脾风。(《寿世保元》卷八)

盖由慢惊之后,吐泻损脾,病传已极,总归虚处,惟脾所受,故曰慢脾。(《幼科折衷》)

慢惊,证见眼睛昏定者重,窜视者重,四肢厥冷者重,汗出如流者亦重,口面忽作惨黯色者至重。眼目半开半合,乃阴盛传入脏间,阳气亏乏。脾为至阴,次第入脾,故称慢脾风候(引《仁斋直指》)。(《医述》卷十四)

小儿惊风

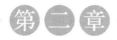

疾 病 论 述

一、惊风通论

戴人常曰：小儿风热惊搐，乃常病也。当搐时，切戒把捉手足，握持太急，必半身不遂也。气血偏胜，必痹其一臂，渐成细瘦，至老难治。当其搐时，置一竹簟，铺之凉地，使小儿寝其上，待其搐，风力行遍经络，茂极自止，不至伤人。（《儒门事亲》卷六）

议婴孩有患在痰热，未有惊风者，只可退热化痰，不宜妄投惊风药，何也？惊风之药，其味多寒凉，经络本自无事，稍有攻击，透其痰热入于经络，却成风痰之疾，搐搦致之。

议婴孩五脏经络虚即生风，既虚所受且惊，自然而有作惊风，有作八候，次第而生。所谓儿童无病，不可与服攻击所治之药。（《活幼口议》卷之十二）

小儿惊风，肝病也，亦脾肾心肺病也。盖小儿之真阴未足，柔不济刚，故肝邪易动；肝邪动则木能生火，火能生风，风热相搏则血虚，血虚则筋急，筋急则为掉眩反张、搐搦强直之类，皆肝木之本病也。至其相移，木邪侮土则脾病，而为痰、为吐泻；木盛金衰则肺病，而为喘促、为短气；木火上炎则心病，而为惊叫、为烦热；木火伤阴则肾病，而为水涸、为血燥、为干渴、为汗不出、为搐、为痉。此五脏惊风之大概也。（《景岳全书》卷之四十）

面红卒然浑身热，唇黑牙关气如绝。目翻搐搦喉有声，此是急惊容易决。（《幼科折衷》卷上）

夏禹铸曰：惊生于心，痰生于脾，风生于肝，热出于肺，此一定之理也。热盛生风，风盛生痰，痰盛生惊，此贼邪逆克必至之势。疗惊必先豁痰，豁痰必先祛风，祛风必先解热，而解热又以何者为先乎？肺主皮毛，皮毛为贼邪入内之门户,彼风、寒、暑、湿、燥、火六邪之来,皮毛受之,即入犯乎肺,肺本出热地也,燥火暑邪一入,则热与热依而热盛;风寒湿邪一入,肺窍为之闭塞,则热无所泄而热亦盛。若解热必先祛邪,前书上只云解热,并未说到祛邪,今以祛邪之法详之,一用拿,一用推,一用灯火,一用灸,一用药。(《幼科铁镜》卷三)

惊风总括　心主惊兮肝主风,心热肝风作急惊,素虚药峻因成慢,吐泻后起慢脾风。急惊阳证有实象,慢脾阴证有虚形,慢惊半阴半阳证,虚实寒热要详明。

【注】心藏神,心病故主惊也;肝属木,肝病故主风也。凡小儿心热肝盛,一触惊受风,则风火相搏,必作急惊之证也。若素禀不足,或因急惊用药过峻,暴伤元气,每致变成慢惊之证。更有因吐泻既久,中气大虚,脾土衰弱,肝木乘虚而内生惊风者,名曰慢脾风也。三者致病之因既不同,故所现之证亦各异。急惊属阳,必有阳热有余等实象也;慢脾属阴,必有阴冷不足等虚象也。至于慢惊初得之时,阴阳尚未过损,或因急惊传变而成,其中常有夹痰、夹热等证,故属半阴半阳,不比慢脾纯阴之病也。治者须详分虚、实、寒、热以治之,庶不致误矣!(《医宗金鉴·幼科心法要诀》)

产后百脉空虚,洗拭太早,令中风口噤,手足搐搦,角弓反张;或因怒气,发热迷闷。用荆芥穗酒炒至黑、大当归各三钱,用水半杯、酒半杯、童便半杯,煎至一杯,灌之,牙关紧,以簪挑开灌之,仍捻其鼻,以手摩其喉,使得下喉即活矣。此即产后病痉,而幼科称为惊风者是也。(《幼幼集成》卷三)

小儿痉病,俗谓惊风。身体柔脆,易感风邪,固矣。然小儿纯阳之体,易生内热,使腠理开张,风邪乘隙而入,则又所以易感风邪之由也。世医遽投脑、麝、金石,若百服百死,竟为鸩毒,岂有尚流传其方者乎?亦必有用之收功者,所以世医不复顾虑也。不知用之而当者,乃小儿中实热之证;用之不当者,系小儿中虚热之证。苟不察其虚实而概与之,所以同于鸩毒耳。然小儿风热在表,亦自有驱风散热治法,即邪热壅盛于内,急为宣通,亦自有大承气汤可与,何必以脑、麝散其真气,以金石坠其真阳,致起他变乎?此世医言惊风传方之所以多夭折生命也。苟不为明其故,而但訾议之,何以服世医之谈惊风,称传方者哉(引魏荔彤)!

幼科惊证,自喻氏以热、痰、惊、风四字立名,大剖从前之讹,实为确论。叶香岩亦宗之,然更有未尽者,近多冬暖失藏,入春寒温间杂,小儿吸受其邪,先伤肺经,起自寒热气粗,延绵失治,渐从包络内传上部,虽有微汗,而痰多鼻煽、烦躁神蒙、病家惶惧,辄云变为惊证,动用香开,妄投金石,以致阴液消亡,热势愈张,正不敌邪,肝风陡动,渐见肢牵目窜,痉闭发厥,势多倾败。若于病未猖獗之前,先以辛凉开肺,继以甘寒化热,佐以润剂降痰,两候自痊。此盖温邪陷入,阴液内耗,而动肝风,实非惊恐致病也。若误以惊药治之,恐幼稚之含冤不少,故为之一辨。(《吴医汇讲》卷七)

惊风二字,千古疑城,嘉言欲打破人鬼关,其实未易能也。盖因婴儿伤寒病痉,每有反张搐搦之态,钱仲阳偶立惊风之名,门人继述不善,遂以惊字为惊吓之惊,风字即惊字之变文,以致幼科书中,凡青为风者,皆曰青为惊。谬谓小儿之病,悉由惊而生风。误以伤寒无汗之证为急惊,以伤风自汗之证为慢惊,以脾败胃伤之证为慢脾。妄立诸惊名色,眩惑后人。是仲阳偶以一字之乖讹,而后世受祸如此其烈也!至于见证立名,更为舛谬。如小儿伤寒病痉,外证有头项强、背反张、目上窜,此《金匮》所谓能仰不能俯者,属太阳,则称天吊惊;眼目下视,即《金匮》之项背几几、海藏之低头下视者,属二阳合病,则称看地惊。更有诸多不通名目,莫能枚举。设人病阳明内实,逾垣上屋,则将名飞天惊矣!阴极发躁,欲卧泥水中,则将名擗地惊矣!荒唐鄙野,虽奚童、爨婢,有所不言;而医者公然笔之于书,后人见其证皆惊证,纹悉惊纹,相与依样葫芦,一倡百和。不知论证可任其牵强,而治疗不容于假借。如伤寒病痉,由风、寒、湿三气合邪,病在太阳、阳明、少阳,与心惊、肝风、脾痰、肺热,风中牛马。若以为惊风治之,则无辜之心、肝、脾、肺,枉受剥肤,而风、寒、湿外至之邪,翛然磐石,可乎?

因思幼科以搐掣名惊,今即以搐字易惊字,屏去祸害之惊,祛除笼统之风,总名之曰搐,庶不骇人听闻,而又不失病痉之本来面目。复以急惊、慢惊、慢脾之三异端,易为误搐、类搐、非搐之三宝筏。何为误搐?盖小儿伤寒最多,由医者治不如法,抑遏其邪,莫能外解,因而壮热不退,遂变为痉,则有搐搦反张之候。与《内经》诸痉项强、诸风掉眩、诸寒收引之例相符。归于误搐条下,俾临证者,知为伤寒病痉,不致有开关镇惊之害也。何为类搐?盖伤暑疟痢,丹毒霍乱,客忤中恶,其证显然,辨认既明,一药可愈,何至作搐?由医者迁延时日,抑遏邪气,无所发泄,亦有变为搐者。搐非固有,所以谓之类搐。遵《内经》诸热瞀瘛,皆属于火之例,归于类搐条下。各从本门为治,以免截风定搐之患也。何为非搐?盖小儿吐泻病后,脾败胃绝,昏睡露睛,虚痰来往之证,幼科以为慢脾风;更以大惊卒恐,神魂离散之证,为急惊风。不知此二证,死生呼吸,犹敢以惊风称之耶?因体景岳非风之意,竟以非搐名之,使后人知此等证候,全非风搐,而治风、治搐之法,远屏三舍,庶可保全性命,而不至于夭札无辜也(引陈飞霞)。(《医述》卷十四)

二、急慢惊风通论

小儿之急惊、慢惊,犹大人中风之闭证、脱证,温清补泻,审病当而用药确,自无差讹。(《扁鹊心书》卷下)

《万全方》小儿诸风并天瘹客忤方论:小儿有急惊候,有慢惊候,又有天瘹候,又有客忤候,此数方大同而小异。夫身体壮热,忽然之间四肢抽掣,痰壅口噤,谓之急惊;身体壮热,心神不安,呕吐痰涎,睡中多惊,乍发乍静,荏苒经日,谓之慢惊。皆由内有积热,外感风邪,候有迟速,因而为名。其曰天瘹者,盖出于惊风之候也,以其手足搐搦,眼目上戴如鱼之着钓,遂以为名。大抵因惊而生热,因热而生风。指病则谓之惊风,指候则谓之天吊,治法亦同。其所谓客忤者,取其触忤之意。小儿未有所识,外人适至,因而惊忤,故曰客忤。古人论说:谓人从外来,衣服经履用气或牛马之气皆为忤也。其状:吐下青黄赤白,腹痛夭矫,面色变易,状貌似痫,眼不戴上,其脉弦急数者是其疾也。故治法有用粉丸并法术者。(《幼幼新书》卷第九)

惊者痉也,痉有虚实之分,刚柔之别,急者宜清汗涤痰,世俗名曰急惊。缓者宜扶脾益气,俗谓慢惊。切忌妄用针刺,并误投金石毒烈之品。粤省钱澍滋回春丹,驰名中外,然仅能治急症,若慢症误用,立见危殆。其仿单夸耀专治急慢惊风者,是欲一药,统治诸病,欲广招徕,岂不知无心杀人,已干天谴!奉劝该号,速将仿单更正,造福无穷,生意从此发展,是所厚望焉。

按小儿吸受外邪,先伤肺经,起自寒热,气粗久延,渐入心胞络,虽有微汗而痰多鼻煽,烦躁神昏,切忌妄投辛香金石重剂,以致阴液消亡,热势愈炽,正气愈虚,肝风陡动,则肢掣目窜,痉厥生矣。慎勿误认惊风,致多倾败,若能于病未猖獗之先,用辛凉开肺,继以甘寒化热,润燥降痰,旬日自能平复。余历验多人,挽回谬误不计其数,特将温邪陷入,内耗阴液,肝风妄动,实非惊恐致病。每见病家惶乱,医者庸昧,妄投惊药,轻者重,重者死。忆自喻氏辟之前,痉病之名,不啻大声疾呼,今尚不能挽狂澜于既倒,则草菅人命,何忍缄默也矣!(《世医得效方》卷第十二)

阎孝忠辨急慢惊风 小儿急慢惊风者古无之,惟曰阴阳痫。所谓急慢惊者,后世名之耳,正如赤白痢之类是也。阳动而速,故阳病曰急惊;阴静而缓,故阴病曰慢惊。此阴阳虚实寒热之别,治之不可误也。急惊由有热,热即生风,又或因惊而发,则目为连劄,潮涎搐搦,身体与口中气皆热,及其发定或睡起,即了了如故,此急惊证也。当其搐势渐减时,与镇心治热之剂一二服。候惊势已定须臾,以药下其痰热,利下痰热,心神安宁,即愈;慢惊得于大病之余,吐泻之后,或误取转,致脾胃虚损,风邪乘之,似搐而不甚搐,此名瘛疭。似睡而精神慢,四肢与口中气皆冷,睡中露睛,或胃痛而啼哭如鸦声,此证已危,盖脾胃虚损故也。

洁古老人辨急慢惊风 急惊,阳证。小儿咳嗽,痰热积于胸膈,属少阳诸腑受病也。谓热即生风,或因闻大惊而作。谓东方震卦,得火气而发搐,火本不动,焰须风而动,当用利惊丸与导赤散、泻青丸、地黄丸,搐止,服安神丸;慢惊,阴证。小儿吐泻病久,脾胃虚损,大便下痢,当去脾胃间风。先以宣风散导之,后用使君子丸、益黄散,其痢即止。若不早治,即成慢惊。瘛疭者,似搐而不甚搐,脾胃虚损,致被肝木所乘,属诸脏受病也,用温补羌活膏主之。(《卫生宝鉴》卷十九)

大抵肝风、心火,二者交争,必挟心热而后发,始于搐,故热必论虚实,证先分逆顺,治则有后先,盖实热为急惊,虚热为慢惊,慢惊当无热,其发热者虚也,急惊属阳,用药以寒,慢惊属阴,用药以温,然又必明浅深轻重、进退疾徐之机,故曰热论虚实者此也。男搐左视左,女搐右视右,男眼上窜,女眼下窜,男握拇指出外，女握拇指入里，男引手挽、左直右曲，女引手挽、右直左曲，凡此皆顺，反之则逆，亦有先搐左而后双搐者，但搐顺则无声，搐逆则有声，其指纹、弯弓入里者顺，反外者逆，出入相半者难痊，故曰证分逆顺者此也。阳病阴脉，阴病阳脉，亦为反。凡热盛生痰，痰盛生惊，惊盛生风，风盛发搐，治搐先于截风，治风先于利惊，治惊先于豁痰，治痰先于解热，其若四证俱有，又当兼施并理，一或有遗，必生他证，故曰治有先后者此也。纲领如此，若分三者言之，暴烈者为急惊，沉重者为慢惊，至重者肝风木之克脾土，则为慢脾风矣。（《幼科证治准绳》集之二）

小儿急慢惊风，古谓阴、阳痫也，急者属阳，阳盛而阴亏。慢者属阴，阴盛而阳亏。阳动而躁疾，阴静而迟缓，皆因脏腑虚而得之。虚能发热，热则生风，是以风生于肝，痰生于脾，惊出于心，热出于肝，而心亦热，以惊、风、痰、热合为四证，搐、搦、掣、颤、反、引、窜、视，为八候。

《脉诀启蒙》曰：小儿脉促急为虚惊。《直指》云：浮数洪紧为急惊。沉迟散缓为慢惊。虎口脉纹青紫为惊风。红者风热轻。赤者风热盛。青者惊积，紫者惊热。青紫相伴，惊积风热俱有，主急惊风，青而淡紫，伸缩来去，主慢惊风。紫丝青丝，或黑丝隐隐，相杂似出而不出，主慢脾风。情势弯入里者顺，出外者逆。

夫急惊风者，因内有郁热，外挟风邪，心家受热而积惊，肝家生风而发热。夫木制在金，若火盛金受克，金衰不能平木，木能生火，火得风则焰烟起，故子母纵横，血乱气并，痰涎壅塞，关窍不通，风火燔盛而不得泄，暴烈而盛，急惊也。其症牙关急，壮热涎潮，窜视反张，搐搦颤动，唇口眉眼眨引频，并六脉浮散洪紧。治先搐鼻通关。痰涎壅盛，以吐风散吐之，次用败毒散、保命丹，或雄黄解毒丸下之。惊退而神志未定，投安神散。但喷药不下，通关不嚏，眼睛翻转，口中出血，两足摆跳，肚腹搐动，或神缓而摸床寻衣。症笃而神昏气促，心中热痛，忽大声叫者不治。（《寿世保元》卷七）

小儿急慢惊风症候，《素问》所谓阴阳痫者是也。急者，属阳，阳盛而阴亏；慢者，属阴，阴盛而阳亏。阳动而燥疾；阴静而迟缓。其始也，皆由脏腑内虚，失于调理而得之。虚则生热，热则生风。是以风生于肝，痰生于脾，惊出于心,热乘于肺,惊风痰热四证已具,八候生焉。八候者:搭眼摇头、口张舌出、唇红脸赤、搐搦颤汗。其症面青眼青、唇青泻青、太阳发际印堂青筋、虎口三关纹红紫或青色,皆惊风症候也。(《婴童类萃》上卷)

或问:上工治未病,急慢惊风可以预治之否?予曰:方其热甚之时,腮红面赤,两目如怒,直视不转者,此惊风之似也,宜河间当归芦荟丸,以泻胆之火,则不成急惊风矣。如吐泻不止之时,见其手足冷,睡露睛,口鼻气出冷者,此慢惊欲成之似也,急用参苓白术散以补脾,或用琥珀抱龙丸,去枳实、枳壳,加黄芪,以平肝,则慢惊风不成矣。

凡诸般惊风,四时感冒,暑湿风寒,温疫邪热,烦躁不宁,痰嗽气急,及疮疹欲出发搐,并宜服琥珀抱龙丸。如慢惊虚弱者,减枳实,加川芎、当归。(《幼科医学指南》卷三)

小儿有热,热甚生惊,惊甚发搐,又盛则牙关紧急,而八候生焉。八候,搐、搦、掣、颤、反、引、窜、视也。搐者,儿两手伸缩;搦者,十指开合;掣者,势如相扑;颤者,头偏不正;反者,身仰后向;引者,臂若开弓;窜者,目视似怒;视者,露睛不活。是八候也。又有惊、风、痰、热之四症,相因而生,二十四惊之症,然总不外急、慢两端。

急慢惊风歌

急惊推拿宜泄,痰火一时相攻,自上而下莫从容,攻去痰火有用。
推拿慢惊须补,自下而上相从,一切补泄法皆同,男女关腑异弄。
急惊父母惶恐,慢惊医者担心,不语口闭眼翻睛,下手便掐威灵。
大指两手齐掐,儿嫩隔绢为轻,一声叫醒得欢忻,不醒还须法应。
口鼻业已无气,心窝尚觉微温,人中一烛四肢心,后烛承山有准。
囟陷不跳必死,开而跳者还生,再掐中冲要知音,知痛声音动听。
大溪眼可掐动,肾头掐亦苏醒,两乳穴下探病生,舍此何须又论。
慢因吐泻已久,食积脾伤而成,先止吐泄补脾经,莫使慢惊成症。
脾虚饮食不消,胃冷饮食难进,眼转气虚吐弱甚,慢脾惊候一定。
面上已无气色,痰又满在咽喉,慢惊风症使人愁,补脾清痰速救。

慢惊诸法无救,用艾米粒为形,百会三壮烛星星,久咳又烛乳根。(《幼科推拿秘书》卷四)

惊搐,一也,而有晨夕之分,表里之异。身热力大者为急惊;身冷力小者为慢惊;仆地作声、醒时吐沫者为痫;头目仰视者为天吊;角弓反张者为痉。治各不同。

搐频者,风在表,易治,宜发散;搐稀者,风在脏,难治,宜补脾(引娄全善)。

发搐者,幼科之一大证,诸书皆以急惊、慢惊名之。后世因其名,而重视惊字,每用金石镇坠之品以治惊,此非其治之误,乃名之不正也。盖小儿百病,皆可生惊。其名则同,其实则别。徒习其名,而不责其实,何以为治?按急惊、慢惊之称,非指病者而言,实指视者而言也(引许宣治)。(《医述》卷十四)

三、急惊风

长沙医者李刚中云:古书无惊候,阴阳痫而已。故阳受之曰急惊,阴受之曰慢惊。故阳动而躁,阳疾而速;阴静而缓,阴慢而迟。小儿急搐得之于热淫所胜,表里连运,久而不除,肝风心火,因热相合,二脏交争,其气蓄灼,而一肾水不能制二脏者也。又肝上筋及目,热则筋缩急,而风乘之则发搐,手足不能有所制,风相牵引而目上视也。其有左右搐者,各以其偏胜也。医便以乌蛇、蜈蚣等药,是治标而不治本也。故钱用泻青丸主肝风,导赤散泻心火。此医用之上药也。

《秘要指迷》论:凡小儿急惊风安痊,又经数日再发又安。如经三四次,如此后发沉重,此乃惺惺形候,不足凭也。

《玉诀》论:小儿急惊风,因风热干心,先遭惊怖,前后惊涎并入于经络之间,其状发搐,眼吊唇黑,口噤难开,手足搐搦。此病但以吐泻镇心调治方愈。若使冷热药相逼,恐损命也。

钱乙论:因闻大声或大惊而发搐,发过则如故,此无阻也。当下,利惊丸主之(方见本门中)。小儿急惊者,本因热生于心,身热面赤,引饮,口中气热,大小便黄赤,剧则搐也。盖热甚则风生,风属肝,此阳盛阴虚也,故利惊丸主之。以除其痰热,不可与巴豆及温药大下之,恐搐,虚热不消也。小儿客忤,

痰热于心置,因闻声非常,则动而惊搐矣。若热极,虽不因闻声及惊,亦自发搐。(《幼幼新书》卷第九)

议急惊,若是正候气粗涎潮,其证候猛紧,不只徐徐而来,搐即急促,唇口肩眼眨引连并。俗谚云:急惊惊爷娘,慢惊惊药王。然虽是说治之有法,轻重调理。

议急惊,先当定搐,搐由风也,风由热也。搐既已作,方可下热退惊,热若不退,惊亦不散,不移其时,搐搦又作,所谓过街候,乃是医家不明。才见搐定,便言安乐。仆谓急惊风难治有三,只有初惊时其风痫发作,斟酌轻重,云风定。搐随而愈之,斯恐庸医,或常人热见妄便下之,既下了诸证犹存者,一难治也。又其儿正搐,亲人一向执捉不令渠搐,且风痫不得纵恣,逆入经络,药力不及,虽病减,痄根在血脉,或注经络,二难治也。又儿患候有顺有逆,顺即易理,逆即难疗,惟恐病延既久不得良饵,证候传变越去元由,而作他证者,三难治也。

议医急惊,初用药在我,则我依证候,遵法度参传变,审缓紧治之切,不可信病家,及左右人说其所欲,稍顺人情有乎得失。主治在我,岂可妄信致之荒谬,罪累谁耶。

议医急惊须量轻重下之得其中为良,且惊风顿去,痰热已化,不作复患,所下之药稍多,巴霜腻粉为重,即传慢候无疑。

议急惊欲下之理,须在急惊上窜,斜视反张,所作之时可下,若传过或已搐定,少缓之间,未可直便紧下,有乎得失。

议急惊用药,先与服截风定搐,次与下热。热去则无风,风散败不搐,是知以药之功。在我意设不至恣妄为咎,到此显功,方知难易。

议急惊有上窜者,有搐,有搦,有引,有反,有屈,有仆,有叫者,有泪者,有痰涎潮盛,有温壮发作,各随四证轻重而受之。急惊截风定搐为要,风搐既定,诸证渐息,定搐须用通关,截风乃用调络。

议发急惊风,吼叫两三声者难治。心受惊触,痛绝于内,乃伤其根本之谓。

议发急惊风,未投药,四证俱全,已服药,四肢垂軃者难治。

议急惊,喷药者难治。又药,不下者难治。

议急惊搐搦之后，四体俱软者难治。

议急惊发作之后，脚作摆跳者难治。

议急惊搐后，目睛翻转者不可治。

议惊风搐搦已住，神情缓慢，手寻娘衣，或寻自身体者，亦不可治。

议惊风诸证候尽皆已住，但神情昏慢，气促者未可保治。

议惊风证候已住，其儿拈物不舍，情性缓缓于中，非谓十全，必有再发之理。如或再发，不可调治矣。

议急惊风，鼻中出血者易治，口中出血者难治。鼻中出血者，其热已散，故易治。口中出血者，心血妄行，故难治。（《活幼口议》卷之十二）

急惊下剂亦有三：轻下则用定命丹、利惊圆、防风汤、宣风散、枳壳散、小柴胡汤辈；重下则用青金丸、天麻丸、芦荟散、牛黄凉膈丸、青金丹、王监京墨丸辈；稍重下则用揭风汤、朱砂膏、疏风散、柴胡加大黄汤辈。下之后，宜和气助胃，如生气散、银白散、茯苓二陈汤、异功散、天麻苏合香丸、参苓白术散、和中散、醒脾散之类，皆可选用。凡急惊眼睛翻转，口中出血，两足摆跳，腹肚搐动，神缓，摸体循衣，气促喷药，口中痛绝大叫者，难愈。若急惊甚者，服镇心圆化痰镇心，或金箔镇心圆亦可服，珍珠圆下痰亦效，热甚大便闭者，宽热散下之。（《婴童百问》卷之二）

钱仲阳云：急惊者因闻大声，或惊而发搐，搐止如故，此热生于心，身热面赤引饮，口中气热，二便黄赤，甚则发搐。盖热甚生风，阳盛而阴虚也。宜以利惊丸除其痰热，不可用巴豆之药。盖急惊者阳症也，俱府受病而属实，乃少阳相火旺。《经》曰：热则生风，风生痰。痰热客于心膈间，则风火相搏，故抽搐发动。《经》所谓：木太过曰发生，其动掉眩颠疾是也。当用利惊丸、导赤散、泻青丸等药，搐止与安神镇惊丸。

娄全善亦曰：急惊属木火土实。木实则搐而有力，及目上视，火实则动札频睫；土实则身热面赤，而不吐泻，偃睡合睛。治法宜凉宜泻，而用凉惊、利惊等丸。亦有因惊而发者，牙关紧急，壮热涎潮窜视，反张搐搦颤动，唇口眉眼眨引，口中热气，颊赤唇红，二便秘结，脉浮洪数紧，此内有实热，外挟风邪，当截风定搐。若痰热尚作仍微下之，痰热既泄，急宜调养胃气，搐定而痰热少退,即宜调补脾气。

东垣云:若因外物惊者,宜黄连安神丸。因气动所惊者,宜安神镇惊丸之类,大忌防风丸。如因惊而泻青色,宜朱砂丸,大忌凉惊丸。

盖急惊者,风木旺也,风木属肝,盛则必传克于脾,欲治其肝,当先实脾,后泻风木,若用益黄散则误矣。《经》曰:邪气盛则实,正气夺则虚。前所云实者,乃病气有余而形气不足也。当先泻而后补,虚甚急当补脾为先,少以攻邪之药佐之。其所云虚者,乃病气、形气俱不足也,当纯补真气为要。若肝经风火相搏,抽搐目瞤,筋急痰盛者,当用四物汤以生肝血,加钩藤钩、山栀以清肝火,更用四君子以补脾,六味丸以滋肾。若肺金克木而兼呵欠者,用泻白散以泄肺邪,地黄丸以益肝血。若邪入肝,则用柴胡清肝散,加龙胆草亦可。邪入心,用栀子清肝散,加炒黄连亦通。邪入肾,用六味地黄丸。邪入肺,用地骨皮散。邪入脾,用六君子加柴胡、山栀。大抵此症属肝胆经血虚,风火相搏,而善行数变者为多,若不养肝血,不补脾气,纯用祛风化痰之药,则脾益虚,血益损,邪气延绵,必传慢惊矣。(《保婴撮要》卷三)

急惊之候,亦曰真搐,牙关紧急,壮热涎潮,窜视反张,搐搦颤动,唇口眉眼眨引频并,口中气冷,脸赤唇红,大小便赤,其脉浮数洪紧,此内挟实热,外感风邪,心家受热积惊,肝家生风发搐,肝风心火,二脏交争,血乱气并,痰涎壅盛,百脉凝滞,关窍不通,风气蓄盛,无所发泄,故暴烈也。又有搐搦反张、斜视,而牙关不紧,口无痰涎而气热,未可直指以为惊风,恐是伤风、伤寒、夹食、夹惊、疹痘等证,此即钱氏假搐之说,又各依本证施治矣。又急惊搐搦,不可把握,但扶持之,否则风痫逆入经络,遂使手足拘挛成废疾。(《幼科证治准绳》集之二)

急惊风变成痫者,此心病也。心主惊,惊久成痫。盖由惊风既平之后,父母玩忽而不虑,使结痰停聚,迷其心窍,或一月一发,或半月或一年一发,发后如常。近年者可治,久则不可治矣。

急惊风变成瘫痪者,肝主风,风淫末疾,故惊风之后,有手足瘫痪而不能举者,此血虚不能养筋故也。宜地黄丸加当归、牛膝、川芎、独活、肉桂,为丸,服之。(《幼科医学指南》卷三)

急惊风，急惊触异心惊热，或由风郁火生风，暴发痰盛或热极，壮热烦急面唇红，痰壅气促牙关噤，二便秘涩脉数洪。惊用镇惊风至宝，牛黄攻痰凉膈清，平治羌活泻青等，化痰导赤共凉惊。

【注】急惊风一证，有因目触异物，耳闻异声，神散气乱而生者；有因心肝火盛，外为风寒郁闭，不得宣通而生者；有因痰盛热极而内动风者。然证多暴发壮热，烦急，面红，唇赤，痰壅气促，牙关噤急，二便秘涩。噤急者，齿紧急不能开也。二便秘涩者，大便秘结而小便涩难也。脉洪数者，主阳热也。触异致惊者，清热镇惊汤、安神镇惊丸主之；火郁生风者，至宝丹主之；痰盛生惊者，牛黄丸攻下之；热极生风者，凉膈散清解之；病不甚者，则用平治之法。风热者，羌活散主之；肝热者，泻青丸主之；痰兼热者，清热化痰汤主之；心经热者，导赤散、凉惊丸主之。惟在临证者审而用之。（《医宗金鉴·幼科心法要诀》）

《经》云：惊则伤胆，恐则伤肾。大凡可畏之事，猝然而至者，谓之惊。若从容而至，可以宛转思维者，谓之恐。是惊急而恐缓也。夫惊证，大人亦有之，小儿最多。因其神志未坚，胆气未充，故每遇稍异之形声，即陡然而惊矣。惊之所伤，由心猝及乎胆，由胆即及乎肝，遂致心主君火兼肝胆中相火风木骤然而起。证见搐搦瘛疭，神昏谵妄，肢冷厥逆，吐乳身热，目窜口噤，种种所患，无非心、肝、胆之见证，而实毫无外感之风邪。此因外受之惊而动内之木火风也。故但当以一惊字立为病名，斯乃切当。因其内风沸起，遂加一风字；因病来迅速，又加一急字，故遂有急惊风之病名。此已属牵强附会矣。至于今之混称为急惊风者，更属背谬。

总因小儿阴气未充，外感之风温、风热、风火，以及寒邪化热，并燥火诸证，最易伤阴，阴伤则血不营筋，液伤则脉络滞涩，热盛亦能使内之木火风相继而起。所见之证，与受惊者类亦相同，然实非因受惊而起。其所治之法，大有区别。如果因惊者，治宜安养心神、镇惊定怯，甘凉清内热，柔润熄肝风，或少佐芳香，通其窍络，舒其结闭。至于刚热、燥涩、表散之药，概不可用。若无惊而但感外邪者，有宜于凉散，有宜于温散，有宜于苦寒清火，有宜于甘温扶阳。或补或泻，自当按六淫之邪而施治，与惊字毫无关涉。奈今之医者，每遇非惊之证，因不能辨明六气中所伤何气，却定不出病名，遂强将一惊字混入，藉口漫称为急惊风证,掩饰欺人。病家亦酷信之,以为小儿防范难周,焉有无惊之理?其所订之方,错杂游移。不知治惊总以心、肝、胆为主。若治时邪,须兼肺、胃、脾、肾、三焦、营卫、经络而论,大不相同也。更有一种称慢惊风之病名者,尤属怪诞不经,必当亟为驳正(引《临证指南》)。(《医述》卷十四)

急惊风一症,在中医为小儿危病,因为发生急剧,外相可怕,常令人无所措手足故也。惊风之原因为脑膜受刺激(急惊多由于此)及血中钙质太少(其症候为抽搦),惊风是一种症候并非一种病,发生惊风之疾病甚多(编者:概括为一颅内出血,二大脑发育不全,三传染病,四脑水肿)。(《杨氏儿科经验述要评注》)

四、慢惊风

《圣惠》论:夫小儿慢惊风者,由乳哺不调,脏腑壅滞,内有积热,为风邪所伤,入舍于心之所致也。其候:乍静乍发,心神不安,呕吐痰涎,身体壮热,筋脉不利,睡卧多惊,风热不除,变化非一,进退不定,荏苒经时,故名慢惊风也。宜速疗之。

钱乙论:慢惊得于大病之余,吐泻之后,或误取转致脾胃虚损,风邪乘之(凡小儿吐泻不止,即成慢惊,宜速治)。似搐而不甚搐(此名瘛疭),似睡而精神慢,四肢与口中气皆冷,睡露睛,或胃痛而啼哭如邪声,此证已危。盖脾胃虚损故也。

张涣论:小儿急惊风不除,进退不定,荏苒经时,乍静乍发,呕吐痰涎,潮搐甚者,名慢惊风病,宜速疗之。

《惠眼观证》说云:慢惊形候,乍静乍发,或吐或泻,或因着扑,或以患痫,脾胃乘虚而作,若见肉晕,啼声有泪,手足微微掣动,急下慢脾汤药及以鲊汤丸利之。至次日,调气,兼进醒脾平胃化涎汤药调理。若先潮热,后口相牵一边,手足只搐一边,喉中作拽锯之声,不啼、无泪,此候不可治,三日中死,死后眼生障膜而五脏绝也。

长沙医者李刚中云:阴静而缓,阴慢而迟。钱述慢惊得于大病之余,吐泻之后,或误服冷药,取转而肠胃虚弱,风邪乘之,似搐而不甚搐,似睡而露睛,手足瘛疭,或作鸦声者,此证已危,盖脾胃虚损故也。是足太阴脾、足阳明胃表里俱虚,相合受病,风淫所胜也。人皆以胃气为本。胃者,水谷之海,脾之大源,乘纳水谷,清者为荣,浊者为卫,脾气像土而居中洲,气血循环,以灌四傍。令小儿气血未定,五脏方成,复因乳哺不调,冷热相搏而致吐泻,久而不瘥,脾胃俱虚,风邪内乘,故面青,昏睛睡,口鼻气冷,手足瘛疭。医或以铁粉、水银、龙脑、朱砂之类,是抱薪而投火也。故钱用青州白丸子末、金液丹末量以轻重,参以分数,二物和合,米饮调之,以主脾胃,候手足温即渐减之,复投以醒脾驱风之药。此钱之垂教龟镜也。又有慢脾风,亦与慢惊相似,但分别轻重耳。亦由小儿脾胃俱虚,风邪内乘也。(《幼幼新书》卷之九)

凡慢惊风候,若是急惊传来,而尚阳症,其阳即亏,不必回阳,又不特治阳,只可截风调胃。均平阴阳,可冷可热,可缓可急是也。若直便与服附子硫黄之属,使阳归阳,又是急惊学者,理宜知之,既知阳证传作阴证,即与服保命丹三二服,无前牛黄清心丸子。其有四症且八候,稍缓疾成,阴痫者,即与服之。若已传过八候不作四症,尚在只冥冥者,与服定命饮子。若脚手冰冷者,乃四逆候方可回阳,次第眼合者,即传作慢脾风候。其儿惊风痰涎壅盛,搐搦不止,不可下者,宜与灵脂丸。其痰壅热盛,口角自垂者,白羌丸功效。惊风搐搦,身体虽暖,风痰不化,宜服天南星丸。

议婴孩所受此等症候,别无他疑者,只依下项用药,无不苏醒,切不可延久,其阳易化阴,气渐盈,药力不及,使人难治,又不可一向连并服药,每次一二服了,须审察症候缓紧,有无传变,稍觉宽定其药,放慢或势渐紧,宜以次第紧急药与服,不可执滞一药,又不可便换汤饵,连并与之。所谓察其轻重,审其进止,而后已今著妙方,不劳检阅,修合如法,对症投治,克效万一。(《活幼口议》卷之十四)

慢惊风证,得于大病之余,吐泻之后,及过服寒凉之药。其证眼慢腾腾,或露睛,手足瘛疭,面色青白,浑身四肢冷,默默不声,其脉沉迟。用白术散、益黄散、防风、冬瓜仁,煎服。安神丸,冬瓜仁汤磨化。(《世医得效方》卷第十二)

慢惊:下痰轻者,神宝既济丹、白僵蚕圆;重者辰砂膏,甚则七宝妙砂丹……慢惊四肢厥冷,吐泻咳嗽,面黑唇惨,鸦声,两胁气动,口生白疮(胃闭损也),发直摇头,眼睁不转,涎鸣喘噎,口眼手足一边牵引者,难痊。(《婴童百问》卷之二)

钱仲阳云:慢惊因病后或吐泻或药饵伤损脾胃,肢体逆冷,口鼻气微,手足瘛疭,昏睡露睛,此脾虚生风,无阳之症也,温白丸主之。

盖慢惊者阴症也,俱脏受病而属虚,因吐泻脾肺俱虚,肝木所乘,而致瘛疭微搐。娄全善所谓:木虚则搐而无力。《经》所谓:木不及曰委和,其病摇头是也(谓手足搐动,泄泻心悸)。火虚则身寒,口中气冷。土虚则吐泻,睡面露睛。治宜温补脾胃,用六君子汤、五味异功散之类。徐用诚云:乙木属阴,乃肝脏病,故慢而难治。况有夹热、夹食、夹痰与外感症相似者,当宗钱氏方主之。《保婴集》云:急惊屡发而屡用直泻之药,则脾阴愈消,而变为慢惊多矣,大率吐泻痰鸣气喘,眼开神缓,昏睡露睛,惊跳搐搦,乍发乍静,或身热身冷,面淡青白,或眉唇青赤,其脉迟沉数缓是也,当温补脾气为主,而佐以安心制肝。

东垣亦云:慢惊风由脾胃虚而生。脾虚者因火邪乘其土位,火旺能实其木,木旺故来克土。当于心经中以甘温补土之源,更于脾土中泻火,以甘寒补金以酸凉,致脾土中金旺火衰,风木自虚矣。禀赋不足,或久病脾虚,及常服克伐之药者,多致此症。若因土虚不能生金,金不能平木,木来侮土,而致前症者,以五味异功散加当归、酸枣仁,佐以钩藤饮子补土平木。若脾土虚寒者,用六君子加炮姜、木香,不应,急加附子以回阳气。盖阴血生于脾土,宜四君子、当归、酸枣仁。凡元气亏损而至昏愦者,急灸百会穴,若待下痰不愈而后灸之,则元气脱散而不救矣。此乃脏腑传变已极总归虚处,惟脾受之无风可逐,无惊可疗,因脾虚不能摄涎,故津液妄泛,而似痰者,当依前法自效。若不审其因,泛用祛风化痰之剂,则脾气益伤,阴血益损,病邪益盛而危矣。(《保婴撮要》卷三)

阴虚阳盛病已深,吐余泻后睡扬睛。神昏搐缓涎流甚,此症分明是慢惊。(《幼科折衷》卷上)

慢惊风,慢惊多缘禀赋弱,或因药峻损而成。缓缓搐搦时作止,面白青黄身则温,昏睡眼合睛或露,脉迟神惨大便青。气虚夹痰醒脾效,脾虚肝旺缓肝灵。

【注】慢惊一证,或缘禀赋虚弱,土虚木盛者有之;或由急惊过用峻利之药,以致转成此证者有之。发时缓缓搐搦,时作时止,面色淡黄,或青白相兼,身必温和,昏睡眼合,或睡卧露睛,脉来迟缓,神气惨惨,大便青色。此乃脾胃虚弱,治宜培补元气为主。虚而夹痰者,醒脾汤主之;脾虚肝旺者,缓肝理脾汤主之。(《医宗金鉴·幼科心法要诀》)

小儿慢惊,或因病后,或因吐泻,或因药饵,伤损脾胃,以致肢体逆冷,口鼻气微,手足瘛疭,昏睡露睛。此脾虚生风,无阳之证也。亦有急惊日久,脾损阴消,致变慢惊者。娄全善所谓:木虚则搐而无力,火虚则身寒气冷,土虚则吐泻露睛。若土虚不能生金,金虚不能平木,木来侮土而致者。宜异功散加归、芍、钩藤,以补土平木。若脾土虚寒者,宜六君汤加乌头、蝎尾;泄泻加炮姜、木香;不应,急加附子以回阳气。此乃脏腑传变已极,总归于虚,无风可逐,无惊可疗。若不审其因,泛用祛风化痰之剂,反促其危(引薛立斋)。

问:慢惊言脾而不言胃者,何也?盖胃为腑属阳,脾为脏属阴。小儿纯阳之体,病传在腑,多自愈;在脏,多难治。故以在腑为顺,在脏为逆。古人所以言脾不言胃也(引《证治合参》)。(《医述》卷十四)

急惊之外,又有所谓慢惊者,其证皆因寒,与急惊之因热者,有冰炭之殊。方书恒以一方治急、慢惊风二证,殊属差谬。

慢惊风,不但形状可辨,即其脉亦可辨。族侄某某七八岁时,疟疾愈后,忽然吐泻交作。时霍乱盛行,其家人皆以为霍乱证。诊其脉弦细而迟,六脉皆不闭塞。愚曰:此非霍乱。吐泻带有黏涎否?其家人谓偶有带时。愚曰:此寒痰结胸,格拒饮食,乃慢惊风将成之兆也。投以逐寒荡惊汤、加味理中地黄汤各一剂而愈。(《医学衷中参西录》第七卷)

五、慢脾风

慢脾身冷黏汗,直卧如尸,喘嗽头软,大小便不禁,口噤头摇者,最难为

力。(《婴童百问》卷之二)

慢脾风……极危笃，速用回阳之药，手足渐温，复以醒脾散理之，其服药不效，大冲脉尚有者，灸百会穴。但面暗神惨，鱼口鸦声，脾痛胁动，身冷黏汗，头摇发直，睛定口疮，喘嗌尸卧，唇缩气粗者不治。(《寿世保元》卷八)

脾风之证，亦小儿发痉之证，即方书所谓慢惊风也。因慢惊二字欠解，近世方书有改称慢脾风者，有但称脾风者。二名较之，似但称脾风较妥，因其证之起点由于脾胃虚寒也。盖小儿虽为少阳之体，而少阳实为稚阳，有若草木之萌芽，娇嫩畏寒。是以小儿或饮食起居多失于凉，或因有病过服凉药，或久疟、久痢，即不服凉药亦可因虚生凉，浸成脾风之证。其始也，因脾胃阳虚，寒饮凝滞于贲门之间，阻塞饮食不能下行，即下行亦不能消化，是以上吐而下泻。久之，则真阴虚损，可作灼热，其寒饮充盛，迫其身中之阳气外浮，亦可作灼热，浸至肝虚风动，累及脑气筋，遂至发痉，手足抽掣。此证庄在田《福幼编》论之最详，其所拟之逐寒荡惊汤及加味理中地黄汤二方亦最善。先用逐寒荡惊汤，大辛大热之剂，冲开胸中寒痰，可以受药不吐，然后接用加味理中地黄汤，诸证自愈。愚用其方救人多矣，而因证制宜又恒有所变通，方能随手奏效。(《医学衷中参西录》第七卷)

慢脾风为儿科一急症，病由慢惊风失治，传变而来，小儿平素脾虚气弱，失于调理，已常多消化不良或泄泻屎糊之病，积弱已久，一朝暴发，即成慢脾风者，间亦有之。外候前述急慢惊风之证候已见，更加呕吐及泄泻白屎水不止，手足常冷无温，唇色淡白，不饮食，不语，闭目亡魄，气微欲绝。此因惊风之病气已全入脾，脾胃已全为肝风所克，故呕吐泄泻不止。单独泄泻无度而不呕者亦有之。不饮食、不语、闭目亡魂者，气将绝也。种种见证，势已濒脱。(《杨氏儿科经验述要评注》)

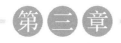

病 因 病 机

一、惊风

议曰：小儿有热，热盛生痰，痰盛生惊，惊盛作风，风盛发搐。又盛牙关紧急，又盛反张上窜，痰涎壅，牙关紧，风热极，闭经络，即作搐搦。涎壅胃口，闷乱不省，才入中脘，手足挛是诸关窍不通。百脉凝滞，有退热而愈者，有治惊而愈者，有截风而愈者，有化痰通关而愈者，皆是依证用药，不可不究竟其所以受病。凡病在热，不可妄治痰，病在惊，不可妄治风，病在痰，不可妄治惊，病在风，不可妄治搐。凡治小儿病在惊，惊由痰热得，只可退热化痰，其惊自止。病在风，风由惊作，只可利惊化痰，其风自散。病在痰涎，急须退热化痰若也。有搐须用截风散惊，此乃谓医工至妙之道。若以意急，虽治惊痰不化热，亦不退惊，如何自止，化其痰热，若不退风，亦不散痰，如何去是，知不治之治，所以治之。之谓欸学者，深可留心操志于此，一端究竟无至得失，乃谓之醇全通道而已矣。（《活幼口议》卷之十二）

凡惊风，专是心火肝风交争，血乱气并，痰涎壅塞，开窍不通而无所泄，故暴烈窜搐。及其发定后了了如故者，急惊也；绵绵不止者，慢惊也。（《保幼新编·急惊》）

惊风二十四症，惟以急慢二症为先，急惊属阳，皆由心经受热积惊。肝经生风发搐，风火交争，血乱气并，痰涎壅盛，百脉凝滞，关窍不通，内则不能升降，外则无所发泄，以致啮齿咬乳，颊赤唇红，鼻额有汗，气促痰喘，忽尔闷绝，目直上视，牙关紧急，口噤不开，手足搐掣，此热甚而言。慢惊属阴，皆由大病之余，吐泻之后，目慢神昏，手足偏动，口角流涎，身体微温，眼目上视，两手握拳而搐，如口鼻气冷，囟门下陷，此虚极也。脉沉无力，睡则扬睛，此真阳衰耗，而阴邪独盛，此虚寒之极也。急惊属实热，宜于清凉，慢惊属虚寒，宜于温补，对症施治，斯为的当。（《小儿推拿广意》卷中）

二、急惊风

《圣惠》论：夫小儿急惊风者，由气血不和，内有实热，为风邪所乘，干于心络之所致也。心者，神之所舍，主于血脉。若热盛则血乱，血乱则气并于血，气血相并，又被风邪所搏，故惊而不安也。

《巢氏病源》：小儿惊者，由血气不和，热实在内，心神不定，所以发惊，甚者掣缩变成痫。又小儿变蒸，亦微惊，所以然者，亦由热气所为。

茅先生论：小儿生下周岁以上至十岁已来，有中急惊风，客忤，卒死。些三种俱一般调理。各有初受起因：急惊风形候者，涎响双搐，双目直视，面口青黑，不记人事。此候因初生下儿浑阳，或将养剩有，衣被盖覆失理；或因放送儿子大小便被鸡犬触惊；或因人家闹唤，大声小叫惊着遂积，渐次第惊，成积在心，家被风邪虚，乃至此候。（《幼幼新书》卷第九）

小儿或感风寒，或积乳食，皆能生痰。痰积则化火，或受暑热亦生火。失于清解，则火升而痰亦升。痰火上壅，闭其肺窍，则诸窍皆闭。（《笔花医镜》卷三）

三、慢惊风

茅先生论：小儿生下有中慢惊风者，双目上视，双手搐搦，上喘，喉中涎响，乍静乍发，心神恍惚，不记人事。此候因惊横心舍而成；有因吐泻而成；有大患痢而成；有久泻痢后脾虚，风邪所干，乘虚致此者。如见此候，急用小便和酒调睡惊膏一服，须臾搐定，即吐两盏以来青沫黏涎，或三五盏以来，方得少苏，急进匀气散两服，喉中犹有一二分余涎，即下朱砂膏，次日下醒脾散三服、镇心丸两服。若伏热不退，即下大附散，三日内即安。如见背母，摇头，嗤舌出口，咬奶，眼障泪出，偏搐，死候也，不治。

钱乙论：慢惊因病后或吐泻，脾胃虚损，遍身冷，口鼻气出亦冷，手足时瘛疭，昏睡，睡露睛，此无阳也，栝蒌汤主之。凡急慢惊，阴阳异证，切宜辨而治之，急惊合凉泻，慢惊合温补。世间俗方多不分别，误小儿甚多。又小儿伤于风冷，病吐泻，医谓脾虚，以温补之，不已，复以凉药治之，又不已。谓之：本伤风，医乱攻之，因脾气即虚，内不能散，外不能解，至十余日，其证多睡，露睡睛,身温,风在脾胃,故大便不聚而为泻,当去脾间风,风退则利止。宣风散主之。后用使君子丸补其胃。亦有诸吐痢久不瘥者,脾虚生风而成慢惊。(《幼幼新书》卷第九)

夫慢惊风者,因外感风寒,内伤乳食,而作吐泻,或得大病之余,或误吐下之过,脾胃两虚,脾与肺母子也,母虚子亦虚而生黏痰,胃虚则能生风,风能动能开,故其症目偏喜开,痰滞咽喉如牵锯状,口鼻气冷,唇缓面青涎流,口角将复瘛疭是也。(《寿世保元》卷八)

小儿慢惊之病,多因病后,或以吐泻,或因误用药饵,损伤脾胃所致。然亦有小儿脾胃素弱,或受风寒,则不必病后及误药者亦有之,总属脾肾虚寒之证。(《景岳全书》卷之四十)

小儿受暑受寒,或伤乳食,皆能作吐作泻,或吐泻交作;久则脾土虚弱,肝木乘之。(《笔花医镜》卷三)

慢惊之症,缘小儿吐泻之后得之者多,或久病之后,或急惊用药攻降太甚,皆原脾胃虚损。其症神昏气喘,或大热不退,或乍寒乍热,或面色淡白,青黄,二便清白,甚至吐泻,四肢厥冷,喉内痰鸣,角弓反张,手足抽掣等状。(《幼科切要·惊风门》)

慢惊风。慢惊多因吐泻,或久病得之。其症身冷、面青或白,不甚搐搦,目微微上视,口鼻中气塞,大小便清白,昏睡、露睛,筋脉拘挛,由脾虚中气不足,故寒痰壅盛而风动筋急也。(《理瀹骈文·儿科》引《福幼篇》)

慢惊之证,惟庄在田《福幼编》辨之最精,用方亦最妙。其辨慢惊风,共十四条:慢惊吐泻,脾胃虚寒也。慢惊身冷,阳气抑遏不出也。慢惊鼻风煽动,真阴失守,虚火烧肺也。慢惊面色青黄及白,气血两虚也。慢惊口鼻中气冷,中寒也。慢惊大小便清白,肾与大肠全无火也。慢惊昏睡露睛,神气不足也。慢惊手足抽掣,血不行于四肢也。慢惊角弓反张,血虚筋急也。慢惊乍寒乍热,阴血虚少,阴阳错乱也。慢惊汗出如洗,阴虚而表不固也。慢惊手足瘈疭,血不足养筋也。慢惊囟门下陷,虚至极也。慢惊身虽发热、口唇焦裂出血却不喜饮冷茶水,进以寒凉愈增危笃,以及所吐之乳、所泻之物皆不甚消化,脾胃无火可知。唇之焦黑,乃真阴之不足也明矣。(《医学衷中参西录》卷第七)

此病因风重之故,指纹浮现而色青蓝。右手指纹常见参差紊乱,亦有两手指纹作弓反内外形者。弓反内者轻,弓反外者重。脉则多沉迟或沉紧无力,沉迟为内虚,沉紧为内寒也。(《杨氏儿科经验述要评注》)

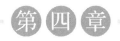

临床表现

一、惊风

议婴孩欲发惊风候,先神不定,顾左复右,觑上及下,或已定其睛,凝其神,恍恍惚惚,怕物惧人不若常日嬉戏者,急当疗之。如有热先退热,有惊散惊,热退不生痰,惊散不作风,良久自然安定,神情和悦,气脉舒畅。若待风变而理惊,痰盛而退热,事由至缓,不若四证俱全,由可治疗。(《活幼口议》卷之十二)

惊者,虚惕怔忡,气怯神散,痰涎来去,其泻必青,渐生风而未至风也。惊邪入心,则面红脸赤,惕惕夜啼。惊邪入肝,则面目俱青,眼目窜视。惊邪入肾,则面黑恶叫,啮奶咬牙。惊邪入肺,则面色淡白,喘息气乏。惊邪入脾,则呕吐不食,虚汗多睡,面色淡黄。

据脉观之,虚则散而濡,实则数而快,治法镇惊化痰,安神定志,亦须究竟何脏受病之处,而调理之。(《婴童百问》卷之二)

惊风热:面色青红,额正中有青纹,手心有汗,时作惊惕,手脉络微动而发热。(《万病回春》卷七)

凡眨眼摇头,张口出舌,唇红脸赤,面眼唇青,及泻皆青,发际印堂青筋,三关虎口纹红紫或青者,皆惊风候也。(《幼科证治准绳》集之二)

惊风有四症八候。四症者,惊、风、痰、热是已。八候者,搐、搦、掣、颤、反、引、窜、视是已。搐者两手伸缩;搦者十指开合;掣者势若相扑;颤者头偏不正;反者两手仰向后;引者臂若开弓;窜者目直视怒,视者睛露不活。四症已具,八候生焉。四症既无,八候安有。(《幼科折衷》卷上)

惊风八候 惊风八候搐搦掣、颤反引窜视之名。肘臂伸缩名为搐,十指开合搦状成,势若相扑谓之掣,颤则头肢动摇铃,反张身仰头向后,引状两手若开弓,窜则目直常似怒,视则睹物不转遣。内外左右分顺逆,须识急慢证皆同。

【注】八候,谓搐、搦、掣、颤、反、引、窜、视是也。搐谓肘臂伸缩,搦谓十指开合,掣谓肩头相扑,颤谓手足动摇,反者身仰向后,引者手若开弓,窜则目直而似怒,视则睛露而不活。其搐以男左手女右手,男大指在外,女大指在内为顺,反是为逆。此候急惊、慢惊同皆见之,虚实无所异焉,治者宜切记之。(《医宗金鉴·幼科心法要诀》)

惊风证治总论 惊有四证八候。四证者,惊、风、痰、热是也。小儿热盛生痰,痰盛生惊,惊甚发搐,搐甚则牙关紧急而八候生焉。肝主风,脾主痰,肺作热,心发惊。四证相临,重者先发。八候者,一搐、二搦、三掣、四颤、五反、六引、七窜、八视是也。搐者,两手伸缩;搦者,十指开合;掣者,肩膊搐掣;颤者,四体颤动;反者,身仰向后;引者,臂若开弓;窜者,目直似怒;视者,睛露不活(引《仁斋直指》)。(《医述》卷十四)

二、急惊风

《圣惠》论……其候:遍身壮热,痰涎壅滞,四肢拘急,筋脉抽掣,项背强直,牙关紧急是也。(《幼幼新书》卷第九)

议急惊风证候,上窜反张搐搦,口流痰涎壮热并有之。其或有视左视右者,有僵有仆,举握指有里有外。医分男女,定阴阳顺逆之理,有左右引搐,连及脚手身体颤动。初则搐搦俱作,久而搐住只搦。有急有缓,但只肩动口瘛疭。瘛疭者,候之轻也。搐则盛也。搦又重也。反张牙关紧急,喉中有涎,即是惊风候。如牙关不紧,口无痰涎,只反张,搐搦上窜者,未可便作惊风候。盖夹惊,夹食,伤寒疹豆,或三焦蕴热五脏,不宣流入经络,热在筋脉,亦作搐搦。钱氏云:搐有真假,不言病也。前有云:急惊量其分数者,是约热之轻重而与利之。

议婴孩急惊风候,便须先审察四证,四证之中而作八候。八候者,一搐、二搦、三掣、四颤、五反、六引、七窜、八视。一搐者,臂肘搐缩。二搦者,十指开合,搦之不已,即成握拳,男子看大拇指,其指握在外为顺,在里为逆,女子反看之。三掣者,有膊搐掣,或连身跳起。四颤者,或手,或脚,或头,或身,四体颤动。五反者,身首反张。六引者,以手有如挽弓状,男左手直右曲为顺,右直左曲为逆,女子反看之。七窜者,眼上窜觑高,男子上窜为顺,下窜为逆,女子反看之。八视者,男子斜目,视左为顺,视右为逆,女子反看之。既有四证八候,次第随生,若只去得惊风,且痰热不散,未可言安。痰与热聚,将来必致痫疾。所治之,治其痰与热,须察之可下即下,痰热既下,惊风未尽消去,则病依前,又有发作。所言四证,相须不可留一,若理得惊风已定,随便下了痰热,且惊风不复有作,此理至为妙也。(《活幼口议》卷之十二)

急惊之候,壮热痰壅,窜视反张,搐搦颤动,牙关紧急,口中气热,颊赤唇红,饮冷便结,脉浮洪数。此肝邪风热,阳盛阴虚证也。(《景岳全书》卷之四十)

浮数洪紧为急惊,沉迟散缓为慢惊。虎口纹青紫为惊风,形势弯入里者为顺,出外者为逆。《医学纲目》云:惊、搐一也,而有晨夕之分,表里之异。身热力大者为急惊,身冷力小者为慢惊。仆地作声,醒时多沫者为痫;头目仰视者为天吊;角弓反张为痉,而治各不同也。

急惊风大叫三两声者心绝,难治。急惊四肢俱软者不治;急惊鼻中出血者为热将散,易治;口中出血,则难治。大小便秘者易治,尿屎遗者难治;关黑纹直者死。

急惊不治症(口中出血,通关不嚏,间或亦有生者):眼睛反转,口中出血,两手摆挑,肚腹搐动,或神缓而摸体寻衣,或症笃而神昏气促,喷药不下,通关不嚏,心中热痛,忽大叫者,不治。(《幼科折衷》卷上)

其症目直气喘,昏闷不醒。且火甚则肝燥筋急,为搐搦掣颤、反引窜视,而八候生焉。总因痰火郁结,肝风内动而成。当其拘挛弓仰之时,但以手扶,勿可用力抱紧,伤其筋络,致成废疾。(《笔花医镜》卷三)

小儿急惊风症:外候身发壮热,手足警惕,牙关紧闭,或两手握拳,或两手搐搦,眼上视或直视,喉中痰鸣,声如曳锯,不省人事,势极凶险。此症之病因及治法,前贤议论纷纭,颇不一致,此处未暇细举。据余经验所得,言病因者,以惊、风、痰、热四证之说为合理;盖壮热者,心肝二经之热也;警惕者,心惊也;牙关紧闭,两手握拳或抽搦者,肝风火动也;喉中痰鸣者,痰盛也。所谓心经热盛则生惊,肝经风盛则发搐,风动痰涌,乃成急惊风之症矣。

此症指纹必现紫色,或兼开短丫,或三五条不等;脉则浮滑而数,或见洪数;纹紫为热,以夹惊,故开短丫;脉浮为风,滑为痰,洪数则为热也。(《杨氏儿科经验述要评注》)

三、慢惊风

《五关贯真珠囊》小儿慢惊风候:凡慢惊风,身体不大热,似困而不睡,间惊哭不止,不肯食乳。此为慢惊风之候,因风盛而生也。

茅先生小儿受慢惊风候歌:眼睛上视是风惊,手足频频搐不定。喉内涎鸣先取转,化涎不下请量情。

茅先生小儿慢惊死候歌:慢惊风候实难医,遍体昏沉壮热时,睡卧多惊心不稳,手牵脚搐喘相随。茌苒时多为此候,速令下药莫迟疑。

《玉诀》小儿慢惊虚风候歌:长嘘啮齿面青黄,呗乳涎高胃气伤,风盛涎高生搐搦,泻痢频频色不常。

《石壁经》三十六种慢惊将发候歌:未发惊时先好睡(四十八候云:未发慢惊先重睡)。睡中吐舌又摇头,面青睹发如针立(《凤髓经》云:惊发面红毛发立)。壮热通身脚似钩(《凤髓经》四十八候云:更加手足一如钩。此候多因伤寒失治或奶母动作不定,是致发热或作吐泻,又复被寒邪苦楚,渐渐多睡,少汗,不食乳,手足软弱,或即曲硬,此当出汗,醒脾去风即愈)。吐乳作腥生气息,额中千颗汗珠流,通肠表汗儿当瘥,若取之时泻不休(仍须先汗后下,其下旋旋,下之不可太猛,并两少温药生胃气)。

此病冷气伤,腠理不通,蕴结为大患,未发先困,及发面青,头额有汗,吐乳腥臭。若有此疾,先解表,后用蚰蜒丸(方见一切痢门中)一二服。肥大者,微与下,次调气即安。如此不退,成慢脾风也。

《石壁经》三十六种慢惊正发候歌:恶心才作便生惊,吐泻频频气上侵,舌赤唇红双眼闭(《凤髓经》此三句云:吐泻才生便恶心,霍乱吐乳汗柑侵,舌出唇绯双目闭),摇头发直一如针(此候亦主困伤,寒气已表发,毒气内淫伤于胃经,内热初感，所以多吐，或泻，渴不止。失治则主多困，困重则发搐，不至大，既紧，只是或时发手足微动，奈半月十日不愈，亦不能绝，多无汗，遍身干燥。当醒脾发汗去惊）。闷生气急搐双胁，口白生疮命不任，此候未生宜早治，涎潮肺腑更难禁（《风髓经》此一句乃云：有疮胃闭命沉沉。若气急则两胁微动，动则气短而喘也。更一句，用冷药太甚，逼毒气伤脾胃损，致令口中有疮出，若赤，犹可治。白疮满口如珠子者，目直视，睛不转，满面黑色无光，必死）。（《幼幼新书》卷第九）

议慢惊当察之所视为要，眼睛昏定为重，窜视为重，四肢厥冷为重，睛定不眨为重。虽眨不左右顾亦重，汗出如流亦重，口面忽作黯黯色至重。感风搐搦慢惊，眼在半开半合之间，乃知阴气所盛，传入脏间，阳气已亏，脾经属阴，次第入脾，故言慢脾风候。

议医慢惊与急惊风候，自是不同，未可一向下定搐药。急惊谓关窍不通，故以脑子麝香等药通利，定其搐搦，慢风阴重阳亏，诸经已虚，不宜通关，又凉其脏，易作慢脾风。

议医慢惊，不可争攻。急惊阳痫，稍易理。慢惊阴证，最难治。服药已愈而尚虚之，未省三五日之间者有之。俗谓过街候，发无定论，不可轻易妄剂投之，攻击则前功俱丧。

议慢惊所治之理，须究问原因所发。若是急惊传阴，为慢惊者，乃阳痫所作阴痫也。当察阳证未纯，其阴证用药斟酌，如因泄泻而作慢惊者，男儿为重。如因吐逆而作慢惊者，女子为重。即阳脱而阴盛，小儿有长幼之别，脏腑有虚实之分，有泻三五次便成风候，乃由虚之盛也。或有二三日泄方成风候，或有五七日泻不止而成候，暴泻成风，由可速治。盖回阳调中，补气之为易。若久泻渐传成风者，为虚为之，故难疗理。（《活幼口议》卷之十二）

慢惊之候，多由吐泻，因致气微神缓，昏睡露睛，痰鸣气促，惊跳搐搦，或乍发乍静，或身凉身热，或肢体逆冷，或眉唇青赤，面色淡白，但其脉迟缓，或见细数，此脾虚生风，无阳证也。（《景岳全书》卷之四十）

慢惊不治症：四肢厥冷，面黯神惨，鸦声鱼口，口生白疮，发直摇头，眼不转睛，头项软，二便不禁，手足一边牵引者，不治。

慢脾不治同。(《幼科折衷》卷上)

慢惊风一症,外候急惊风证候已具,更加吐泻不止,或单独泄泻不止,所泻者或为黄屎水,或为白屎水,手足冷,发厥或不发厥,唇色淡红而亮,眼眶微陷,眼白现青蓝色。此病有由急惊风误用泻药或过于寒凉之药,转变而成,亦有因小儿平素脾土虚弱,多食寒凉之品,初起即成者。总因脾胃虚弱,肝风太重之故。脾主四肢,肝风传脾,脾受克,不通四肢,则手足冷或发厥。厥为风重,胃受风则吐,脾受风则泻。至于所泻屎水,黄色者尚微带热,青白色为纯寒,绿色者为惊重。(《杨氏儿科经验述要评注》)

四、慢脾风

慢脾之候,面青额汗,舌卷低头,眼合不开,困睡中摇头吐舌,频呕腥臭,噤口咬牙,手足微搐而不收,或身冷,或身热,其脉沉细。(《幼科折衷》卷上)

其泻渐见青色,面部痿白带青,手足微搐无力,神气恹恹不振,而慢脾成矣。(《笔花医镜》卷三)

此症之指纹,最难凭验,或隐或现,或见或不见,盖五脏之气已乱,不如平常之有准。脉息亦浮沉有无不定,惟细心辨之,若脉虽微弱,但尚不乱,重按至底,迟而有力者为有望。若浮泛无力,且已紊乱,重按则不见,此为散脉,难有生望矣。又脉息浮沉俱无,患者未死,姑尽人事急救,服药后脉微续者生,暴出全现者死,盖脉微续者,元气未绝也,突然暴出者,元气尽泄也。(《杨氏儿科经验述要评注》)

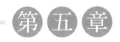

治 则 治 法

一、惊风

《治法心要》云：常见一老医言，小儿惊搐，多是热症，若先使用惊风药，白附子、全蝎、僵蚕、川乌之类，便有坏症。后有医幼科，药只作导赤散加地黄、防风，进三服，导去心经邪热，其搐便止，次服宁神膏神效。（《世医得效方》卷第十二）

然有所谓温惊，有所谓利惊，有所谓凉惊。虚者温之，实者利之，热者凉之，是谓治法。睡中惊啼，声浮者易治，沉者声不响难痊。又有惊积者，受惊日久，积而成之。其状额上有汗，喘息烦渴，潮热往来，肚皮有热，睡中觉腹内有物跳动，泻下如白脂豆沙是也。治法量轻重而疏导之，仍与调气和胃取愈。大凡小儿腹中，或热或胀或硬，皆为内实，法当疏利，辰砂膏、青龙圆主之，凡疏利之剂，皆可随证用之。热甚心经烦渴者，至宝丹解之，羌活散、防风导赤散、蝉蜕钩藤饮、天麻丸等剂，皆可服。大便秘涩者，七宝洗心散加辰砂治之。大小便不利者，神芎圆、宽热散极效。轻者化风丹可服，安神丸亦好。（《婴童百问》卷之二）

治此（编者按：指惊风）之法，有要存焉。盖一曰风，二曰火，三曰痰，四曰阳虚，五曰阴虚。但能察此缓急则尽之矣。所谓风者，以其强直掉眩皆属肝木，风木同气，故云惊风，而实非外感之证。今人不明此义，但为治风必须用散，不知外来之风可散，而血燥之风不可散也。故凡如防风、荆芥、羌活、独活、细辛、干葛、柴胡、紫苏、薄荷之类，使果有外邪发热无汗等证，乃可暂用，如无外邪，则最所当忌。此用散之不可不慎也。

所谓痰火者，痰凝则气闭，火盛则阴亏，此实邪之病本也。若痰因火动，则治火为先，火以痰留，则去痰为主。火之甚者，宜龙胆草、山栀子、黄连、黄柏、石膏、大黄之属；火之微者，宜黄芩、知母、玄参、石斛、地骨皮、木通、天麻之属；痰之甚者，宜牛黄、胆星、天竺黄、南星、半夏、白芥子之属；痰之微者，宜陈皮、前胡、海石、贝母、天花粉之属。此外，如朱砂之色赤体重，故能入心镇惊，内孕水银，故善透经络，坠痰降火；雄黄之气味雄悍，故能破结开滞，直达横行；冰片、麝香，乃开窍之要药；琥珀、青黛，亦清利之佐助而已。又如僵蚕、全蝎、蝉蜕之属，皆云治风，在僵蚕味咸而辛，大能开痰涎、破结气，用佐痰药，善去肝脾之邪，邪去则肝平，是即治风之谓也。全蝎生于东北，色青属木，故善走厥阴，加以盐味，咸而降痰，是亦同气之属，故云治风，较之僵蚕，此其次矣。蝉蜕性味俱薄，不过取其清虚轻蜕之义，非有实济不足恃也。凡惊风之实邪，惟痰火为最，而风则次之。治实之法，止于是矣。

然邪实者易制，主败者必危。盖阳虚则阴邪不散而元气不复，阴虚则营气不行而精血何来？所以惊风之重，重在虚证。不虚不重，不竭不危，此元精元气相为并立，有不容偏置者也。故治虚之法，当辨阴阳：阳虚者宜燥宜刚，阴虚者宜温宜润。然善用阳者，气中自有水；善用阴者，水中自有气。造化相须之妙，既有不可混，又有不可离者如此。设有谓此非小儿之药，此非惊风之药者，岂惊风之病不属阴阳，而小儿之体不由血气乎？若夫人者，开口便可见心，又乌足与论乾坤合一之道？诸补之法具详如下。

惊风反张、强直转筋等病，在《经筋篇》曰：足少阴之筋病，足下转筋及所过而结者皆痛。病在此者，主痫瘈及痉。在外者不能俯，在内者不能仰。故阳病者腰反折不能俯，阴病者不能仰。又曰：经筋之病，寒则反折筋急，热则筋弛纵不收，阴痿不用。阳急则反折，阴急则俯不伸。

惊风之要领有二：一曰实证，一曰虚证而尽之矣。盖急惊者，阳证也，实证也。乃肝邪有余而风生热，热生痰，痰热客于心膈间，则风火相搏，故其形证急暴而痰火壮热者，是为急惊。此当先治其标，后治其本。慢惊者，是为急惊。此当先治其标，后治其本。慢惊者，阴证也，虚证也。此脾肺俱虚，肝邪无制，因而侮脾生风，无阳之证也。故其形气病气俱不足者，是为慢惊。此当专顾脾肾，以救元气。虽二者俱名惊风，而虚实之有不同，所以急慢之名亦异。凡治此者，不可不顾其名以思其义。（《景岳全书》卷之四十）

凡遇惊风发搐时，听其自动自止，不可抱紧，使其气得通畅。不然，定有惊瘫之症。

小儿惊风握拳者,此胸中有毒涎耳!须看男左女右。男子握大指于内为顺,又指者恶症也。其吉凶虽不尽系此,然亦有验。(《幼科折衷》卷上)

胎惊潮热与月家,脐风撮口对风拿。泄泻呕逆肚膨胀,盘肠乳食感风邪。马啼鲫鱼风寒唬,担手原来是水邪。寒热不均宿沙症,急慢内吊心脾邪。天吊弯弓肝腑病,蛇丝鹰爪及乌沙。乌鸦夜啼有他症,锁心撒手火为邪。惊风症候须当识,妙手轻轻推散他。(《小儿推拿广意》卷中)

二、急惊风

风木太过,令人发搐,又积热蓄于胃脘,胃气瞀闭,亦令卒仆,不知人事。先服碧霞散吐痰,次进知母黄芩汤,或青饼子、朱砂丸皆可。(《扁鹊心书》卷下)

《惠眼观证》急风说云:内有风积热涎,急潮口中,身背强直,双目闭,双手足搐,或目瞪而喉中涎响,不记人事,急以睡惊膏,用蜜、糖、薄荷熟水磨下,须臾吐三两口涎,眼即转低,即睡。

少时,相次即泻三四次青白黏涎,下调气药,次日多睡,只用醒脾散。

如不思食,乃下安胃药。喉中余涎,乃下化涎汤药。相夹调治,三日安。至第四、第五日再有潮热,即是中风伤寒也。即麦汤散、平胃丸,两日平复。

《小方脉论》说:急风之候,皆起于心脏也。所是诸般惊疾,累积在心,及至发时,先壮热,次搐搦,体热极,四肢烦闷,浑身壮热,面颊赤色,口干舌燥。皆因惊扑所致也,治之在心。(《幼幼新书》卷第九)

急惊乃卒然得之,初发潮热,且直视,牙关紧急,手足搐搦,面红盛,头额、遍身汗出,口中热气,大小便黄赤,其脉浮数。宜用通关,服通心饮。大凡惊风,乃心受惊,肝主风,致筋脉搐搦,肝又主筋,宜凉肝丸、大青膏。(《世医得效方》卷第十二)

急惊者,因闻大声及大惊而发搐,发过则如故,此无阻也,当下,利惊圆主之。小儿急惊者,本因热生于心,身热面赤,引饮,口中气热,大小便黄赤,剧则搐也。盖热甚则风生,风属肝,此阳盛阴虚也,故利惊圆主之,以除其热痰,不可与巴豆及温药大下之,恐搐虚热不消也。小儿热痰客于心置,因闻声非常,则动惊搐矣;若热极,虽不因闻声及惊,亦自发搐,急惊之候,牙关紧急,壮热涎潮,窜视反张,搐搦颤动(搦者十指开合),唇口眉眼眨引频并,口中热气,颊赤唇红,大小便黄赤,其脉浮数洪紧。盖由内有实热,外挟风邪,心经受热而积惊,肝经生风而发搐。治法大要,用药有序,通关以后,且与截风定搐,痰热尚作乃下之,痰热一泄,又须急与和胃定心之剂,如搐定而痰热少者,则但用轻药消痰除热可也。盖急惊须当下,切不可过用寒凉及银、粉、巴、硝辈,荡涤太骤,此等重剂,医家不得已而用之,仅去疾即止,或不当用而用,或当用而过焉,往往由此而成慢惊矣。此证亦用嗜鼻通关打喷涕,牙关开后,用疏风化痰退热药导赤散、柴胡、天麻等剂,便可无事,琥珀散通治诸惊证之要药,至宝丹亦可服。(《婴童百问》卷之二)

急惊风症,牙关紧急,壮热涎潮,窜视反张,搐搦颤动,唇口眉眼牵引,口中热气,颊赤唇红,二便闭结、脉浮洪数紧,此内有实热、外挟风邪,当截风定搐。若痰热尚作,仍微下之,痰热既泄,急宜调养胃气;搐定而痰热少退,即宜调补脾气。此大法也。

急惊属肝,风邪、痰热,有余之症也。急惊者,阳症也,治宜解表,败毒散主之。若急惊,肚腹胀痛,灵砂丸、万亿丸之类。(《万病回春·急惊》)

凡欲下之,须当审问前人已下、未下,或曾经吐泻否,已下及吐泻者,不可再下,但驱风、化痰、消热而已。大约痰热十分,且泄其三之二,下剂中须用枳壳、菖蒲、宽心通气之类佐之。急惊,急在一时,治不可缓,缓则候加深,若一时体认不明,又不可妄施药饵。急惊既已传截风、定搐,次第,风惊已定,而痰热下剂有三,初且轻下,又稍重下,又加重下之剂,下后和胃助气,而后定志宁神,驱风镇惊,防其再发。若下后诸证犹存,未易痊愈,更勿再下,当作慢惊推详。(《幼科证治准绳》集之二)

小儿急惊风、痰热等症,加牛黄五分,硼砂一钱,水糊丸,薄荷汤下。(《寿世保元》卷八)

急惊风症多般类,见此从容看仔细,疹斑痘疹及风寒,食积停痰并暑气,有客忤、有邪祟,莫将一概惊风治,个中意趣少人知,治火消痰惊自去。

合谷穴,灸左右各三壮;滚痰丸、琥珀抱龙丸、惺惺散,治诸症无碍。

须知表里、察寒热、论虚实、辨逆顺,而随症治。大抵急惊用药以凉,慢惊用药宜温。

凡治惊先截风,治风先于利惊,治惊先于解热,解热先于豁痰,治痰先于降火。若四症俱见兼而治之。(《婴童类萃》上卷)

治此之法,当察缓急。凡邪盛者,不得不先治其标。若痰甚喘急者,宜抱龙丸、琥珀散、清膈煎、梅花饮之类主之;火盛而烦热者,宜凉惊丸、抑青丸,或黄连安神丸、牛黄散,及山栀、黄连、龙胆草之属;火盛燥热而大便秘结者,宜泻表丸,或以为汤煎服之,或利惊丸亦可。若外感风寒,身热为惊者,当解其表,宜抑肝散倍加柴胡,或参苏饮、五积散、星苏散之类择而用之;若表邪未解而内亦热者,宜钱氏黄龙汤;若惊气渐退而以未清者,宜安神镇惊丸。凡以上者,皆急则治标之法,但得痰火稍退,即当调补血气,如后附薛氏之法,或参用慢惊诸治,以防虚败。此幼科最要之法。前哲有云:小儿易为虚实,攻伐之药,中病即止,不可过剂。诚至言也。大抵此证多属肝胆脾肾,阴虚血燥、风火相搏而然。若不顾真阴,过用祛风化痰之药,则脾益虚、血益燥,邪气绵延,必成慢惊矣。此中阴虚之义,皆人所不知。

东垣曰:急惊者,风木旺也。风木属肝,肝邪盛必传克于脾。欲治其肝,当先实脾,后泻风木。

楼全善曰:急惊属木火土实。木实则搐而有力,及目上视,动札频睫;土实则身热面赤,而不吐泻,偃睡合睛。治法宜凉宜泻,而用凉惊、利惊等丸。亦有因惊而发者,以致牙关紧急、壮热等证,此内有实热,外挟风邪,当截风定搐。若痰热尚盛,宜微下之。痰热既泄,急宜调养胃气。搐定而痰热少退,即宜调补脾气。

薛氏曰:此肝经血虚,火动生风。盖风生则阴血愈散,阴火愈炽;火动则肺金愈亏,肝邪愈盛。宜滋肝血,养脾气。若屡服祛风化痰、泻火辛散之剂,便宜认作脾虚血损,急补脾土。若风火相搏,发热抽搐,目眴筋挛,痰盛者,用四物、钩藤钩以生肝血、清肝火,用四君子加当归以补脾土、生肺金。若肝经血燥，发热惊搐，目眴筋挛，痰盛者，用六味丸以滋肾水，四君子加芍药以补脾土。若肺金克肝木，用地黄丸以益肝血，加芍药、木香以平肺金。若屡用惊药而脾胃虚寒者，须用六君子汤以补脾土，丁香、木香以培阳气。若脾土虚寒，肾水反来侮土而致中寒腹痛、吐泻少食等证者，用益黄散以补脾土而泻水，庶几不致慢惊矣。但治小儿，当审察虚实，凡证属有余者，病气也，不足者，元气也，故有余当认为不足，思患预防，斯少失矣。（《景岳全书》卷之四十）

急惊用药，先与截风定搐，次与下热。热去则无风，风去则不搐。伤风伤寒之症，热极不能发搐，但牙关不紧，此为似搐。（《幼科折衷》卷上）

急惊风，肝火盛而心火从之，木能生火，从前来者为实邪，实则泻之，宜用泻青丸以泻肝风，导赤散以泻心火。

急惊风有外因者，如感冒风寒暑湿之气而发热者，即宜解散和中，去热可也。苟失不治，热甚发搐，此外因之病也，宜导赤散、泻青丸治之。

急惊风有内因者，如伤饮食发热，即宜下之，如保和丸、三黄枳术丸之类，以除其热可也。苟失而不治，热甚发搐，此内因之病也。当观大小便何如，若大小便不通，先去其宿食，宜木香槟榔丸及胆导法；大便调，宜辰砂五苓散、琥珀抱龙丸。

急惊有不内外因者，如受惊恐、客忤、中恶之类。盖心藏神，惊则伤神，肾藏志与精，恐则伤肾。《经》云：随神往来谓之魂，并精出入谓之魄。故神伤则魂离，精伤则魄散。小儿神志怯弱，猝有惊恐，所以精神溃乱，魂魄飞扬，气逆痰聚，乃发搐也。宜先去其痰，用辰砂膏主之，后用琥珀抱龙丸主之，有热东垣安神丸主之，切勿用轻粉、巴霜之类，致伤元气也。（《幼科医学指南》卷三）

急惊后调理法：急惊之后尚未清，痰热琥珀抱龙灵，神虚气弱痰兼热，清心涤痰大有功。

【注】急惊多用寒凉之药，亦急则治标之法。但得痰火稍退，即当调补气血。若过用寒凉，必致转成慢惊等证。故惊邪一退，余热尚在者，当用琥珀抱龙丸主之；若脾虚多痰者，宜清心涤痰汤主之。（《医宗金鉴·幼科心法要诀》）

初起以通关散开其嚏,得嚏则醒。轻者利火降痰汤,重者清膈煎加石菖蒲、竹茹,或抱龙丸;醒后清热养血汤。(《笔花医镜》卷三)

(编者按:急惊风)治法平肝风,清心火,定惊,足以尽之,肝风平则抽搐止,心火清则壮热退,益以惊定痰除,各候皆去而病愈。然有不可不知者,此症之风,乃肝风也。凡惊必入肝,故肝风自生;此种内风,可平克息而不可祛不可散;若用辛散之品以逐风,则风愈动而火愈炽。其病不但不减,且必势成燎原;所谓差之毫厘,谬以千里,愿学者神而明之。

治急惊风用药以清凉去肝火为主,佐以化痰定惊,病无不愈,切不可用燥肝之药为要。(《杨氏儿科经验述要评注》)

三、慢惊风

若脾虚发搐,或吐泻后发搐乃慢惊风也,灸中脘三十壮,服姜附汤而愈。(《扁鹊心书》卷下)

《玉诀》小儿慢惊虚风……此患先调其气,后退惊风,次下涎,调脏腑。即无误也。(《幼幼新书》卷第九)

治宜祛风活痰,健脾生胃,不可妄用脑、麝、巴、粉等药。(《寿世保元》卷八)

治慢惊之法,但当速培元气,即有风痰之类,皆非实邪,不得妄行消散,再伤阳气,则必致不救。凡脾土微虚微泻而内不寒者,可平补之,宜六神散、四君子汤,或五味异功散。脾肾俱虚而脏平无寒者,宜五福饮。且阴血生于脾土,又宜四君子加当归、枣仁。脾气阳虚微寒者,宜温胃饮、理中汤、五君子煎。脾气虚寒多痰者,宜六君子汤或金水六君煎。脾肾阴阳俱虚而寒者,惟理阴煎为最妙。脾肾虚寒之甚或吐泻不止者,宜附子理阴煎,再甚者宜六味回阳饮或四味回阳饮,量儿大小与之。脾肾虚寒,泄泻不止者,宜胃关煎。(《景岳全书》卷之四十)

慢惊一因吐泻后,脾胃虚损而然,遍身冷,口鼻亦冷,手足时常瘛疭,昏睡露睛,此无阳也。宜及其未发而治之,用调元汤合小建中汤主之,否则不可治矣。

或问:吐泻生风,何以不可治?予曰:五行之理,气有余则乘其所胜,不足则所胜乘之,吐泻损脾,脾土也,风者肝所生也,脾土不足则肝木乘之,木胜土也,其病故不可治。人生之中,以谷为主,吐多则水谷不入,泻多则水谷不藏,吐则伤气,泻则伤血,水谷已绝,气血又败,如之何不死。或又问曰:风从风治,所立方中,不用风药何也?予曰:《内经》云,肝苦急,以甘缓之,以酸泄之,以辛散之。又云:脾欲缓,急食甘以缓之。调元汤,参、芪、甘草之甘,可以缓肝之急,为治风之圣药也,而又可以补脾,芍药、桂枝辛热之品,可以散肝之急,调元、建中二方合而用之,治慢惊之秘诀也。

慢惊二因,得惊风,医用利惊之药太多,致伤脾胃,元气益虚,变为慢惊者,此外风未退,内虚又生,风两相搏,正去邪存,大命随倾,此慢惊风症尤宜于始也。

慢惊三因,疟痢后得之,脾胃日衰,元气日虚,渐渐少食,以致绝谷,抽搐而死。

慢惊风,钱氏云:脾虚则吐泻生风,此脾土败而肝木乘之,肝属木而脾属土,从所不胜乘者为贼邪,故慢惊为难也。脾虚生风,虚则补之,用调元汤加白芍主之。方内以人参补脾之虚,白芍、甘草泻肝之实,诚千古不易之秘方也。予加桂,为黄芪建中汤,木得桂而枯。古方治慢惊,如醒脾散、观音散,皆良法也。(《幼科医学指南》卷三)

初起即宜异功散,吐则加藿香、煨姜;若病已数日,粪见青色,即加木香或肉桂;若手足皆冷,脉息微细,唇舌痿白,此将脱之症,宜急用附子理中汤,以温中回阳,尚有可救。诸脏之症皆缓,独脾病之变甚速。仅有二昼夜吐泻而即脱者,甚勿缓视也。(《笔花医镜》卷三)

慢惊风……此阴症也,宜辛温药温中补脾,或可冲开,诸症自除。(《理瀹骈文·儿科》)

凡治慢惊,若尚有阳证,未可骤行回阳,但与截风调胃,如蝉蝎散、醒脾

散。若手足冰冷，即与回阳，用乌蝎散。其脑、麝、银、粉、巴、硝等药，一切禁断(引《医学入门》)。(《医述》卷十四)

治法以急止吐泻为首要，吐泻得止，病势方为有转机。就通常而言，有身热者难治，无身热者易治。如身发热、呕吐、手足冷、泻黄色屎水、口干、鼻燥，为难治。因患儿脾虚热盛，病因复杂，两相妨碍，如退热则碍于脾虚吐泻，补脾则碍于热盛，是以难治。如身无热泻则咳用峻剂补脾，用药毋须顾忌，故易治。又此症吐泻并作者为脾胃两伤，难治。如吐而不泻不止，眼眶深陷，气喘不定者更危。惟用大补扶阳之剂急救，并参用慢脾风对脐法，亦有生者。为医者必要剑胆琴心，尽力挽救危殆，药而有应，受者当感再生之德耳。(《杨氏儿科经验述要评注》)

四、慢脾风

若慢脾风、慢惊逆恶候，诸药不效者，如太冲有脉，则取百会穴灸之，此治慢脾风之大要也。(《婴童百问》卷之二)

慢脾风者，或泄泻，或呕吐，或痢久饮食不进，元气虚极乃变此症。须温脾和胃，扶元气为主，驱风豁痰次之。又有马脾风一症极恶，乃风寒失于发散，寒气客于肺经而成斯候。面青气急，口张鼻孔扇，两胁连胸牵动而喘，类马走乏而喘急，故以名之，鲜有生者。(《婴童类萃》上卷)

(编者按：慢脾风)若逐风则无风可逐，若疗惊则无惊可疗，但脾间涎痰虚热往来，其眼合者，脾困气乏，神志昏迷，痰涎壅滞然耳，世所谓难疗者是也。大要生胃回阳，金液丹、生附四君子汤酌而用之，胃气渐复，仍服醒脾散、异功散之类。诸药不效者，如有太冲脉，则取百会穴灸之可也。(《幼科折衷》卷上)

治法唯有重剂温补脾胃，涩肠止泻一途。服药后若泄泻得止，手足渐渐已暖，尚有挽救希望，否则必死无疑，实儿科最危重之症也。(《杨氏儿科经验述要评注》)

小儿惊风

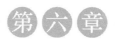

方 药 妙 论

一、惊风

1. 治小儿惊风方△①《鸡峰普济方》

【组成】天南星大者二,一枚微炮,治颐开不合,鼻塞不通。

【主治】小儿惊风涎盛。

【用法】上为粗末,每服一钱,水一小盏,煎至半盏,去滓时时令服。下痢者,不可与服;上为末,以淡醋调涂绯帛上,以贴颐上,炙热手频熨之。

2. 剪刀股丸《鸡峰普济方》

【组成】朱砂一分,牛黄、龙脑各一字,麝香半分,天竺黄一分,地黄二分,生干白僵蚕、蝎、干蟾蝉壳、五灵脂各一分。

【主治】小儿一切惊风,久经宣痢,虚而生惊者。如治慢惊,即去龙脑。

【用法】上药末共二两四钱,东流水煮白面糊为丸如梧桐子大,每服一丸,剪刀钚头研食后薄荷汤化下。

3. 全蝎散《鸡峰普济方》

【组成】全蝎、白僵蚕、川芎、黄芩、大天南星、甘草、桂枝、赤芍药、麻黄各三分,天麻六分。

【主治】小儿惊风中风,口眼歪斜,语言不正,手足偏废不举。

【用法】上为粗末,每服三钱,水一盏半,生姜七片,煎至七分,温服无时。量儿大小与之,日三四服。忌羊血。

4. 天麻防风丸《鸡峰普济方》

【组成】天麻、防风、人参各一两,干蝎、白僵蚕各半两,朱砂、雄黄、麝香、甘草各一分,牛黄一钱。

【主治】小儿一切惊风壮热,多睡惊悸,手足抽掣,痰涎风邪等。

---

① 原始文献未载方名,根据功效或主治拟定简要方名,在方名右上角以"△"标注,后同。

【用法】上为细末,炼蜜和丸梧桐子大。每服一丸至二丸,不拘时候,薄荷汤下。

5. **抑青饼**《扁鹊心书》

【组成】防风、薄荷、桔梗(炒)各一两,甘草(炙),青黛(净)各五钱,冰片(四分)。

【主治】小儿惊风,清膈化痰,降热火。

【用法】共为末,蜜丸芡实大,或捏作饼姜汤下。

6. **长沙医者丁时发传荆芥丹**《幼幼新书》

【组成】水银、青黛(炒)各二钱,铅(同水银结砂子)二钱,天南星(炮)、荆芥各三钱,蝎二钱半,朱砂、乳香(炒,研)各半钱。

【主治】小儿一切惊风,夜卧多啼。急慢风并宜服。

【用法】上为末,细研匀,冷水再研为丸桐子大。每服一丸,大小加减,熟水化下。

7. **碧云散**《儒门事亲》

【组成】胆矾半两,铜青一分,粉霜一钱,轻粉一分。

【主治】小儿惊风有涎。

【用法】上研为细末,每服一字,薄荷汤调下用之,如中风用浆水调服。

8. **天麻防风丸**《卫生宝鉴》

【组成】干蝎(炒)、白僵蚕(炒)各半两,天麻、防风、人参各一两,朱砂、雄黄各二钱半,麝香一钱,甘草二钱半,牛黄一钱。

【主治】一切惊风,身体壮热,多睡惊悸,手足抽掣,痰涎不利,及风温邪热。

【用法】上十味为末,蜜丸桐子大,每服一丸至二丸,薄荷汤化下,不以时。

9. **小抱龙丸**《卫生宝鉴》

【组成】天竺黄一两,雄黄二分,辰砂、麝香各半两,天南星(腊月酿牛胆中,阴干百日)四两。

【主治】小儿伤风瘟疫,身热昏睡,气粗喘满,痰实壅嗽,及惊风潮搐,中暑。

【用法】上为末，煮甘草膏子，和丸如皂子大，每服一丸，温水化下。一法用浆水或新汲水，浸南星三日，候透软，煮三五沸取出，乘软切去皮，只取白软者，薄切焙干炒黄色。取末八两，甘草一两半，拍破，用水二碗，浸一宿。慢火煮至半碗，去渣，渐渐洒入天南星末，慢研之，令甘草水浸入余药。

【方论】亦治室女白带——伏暑用盐少许，细嚼一二丸，新水送下（亦载钱氏方）。

10. 五苓散《世医得效方》

【主治】惊风痰搐疮疹等疾。

【方论】《治幼心书》序云：五苓散在诸家止用之解伤寒温湿、暑毒霍乱，而德显于惊风、痰搐、疮疹等疾，通四时而用之。前同知衡州府事胡省斋，因其子惊风得愈，问之曰："五苓散何以愈斯疾乎?"德显曰："此剂内用茯苓可以安此心之神，用泽泻导小便，小肠利而心气通，木得桂而枯，足能抑肝之气，而风自止，所以能疗惊风，施之他症，亦皆有说。"省斋深然之，此其善用五苓散也。小儿惊风搐掣，医者视为一病，辄以金石脑麝、蜈蚕蛇蝎等剂投之，非徒无益，反激他症，德显则谓，有惊风而搐者，有因气郁而搐者，惊属心，风属肝，而郁于气者亦有搐，陈氏所谓蓄气而成搐者，是也。但未普其方，余因惊风则随症施治，若气郁而搐者，则用宽气治之，以枳壳、枳实为主。尝因患搐者仓卒求药，教服铺家枳壳散而搐亦止，病家深感之，此又治搐之特见也（纯按：此为吴刚中在元代曾世荣所编著之《活幼心书》卷首序言中语，《三三医书》本讹夺处，今据原书更正）。

11. 治小儿惊风方(一)△《卫生简易方》

【组成】猢狲粪烧灰。

【主治】小儿惊风。

【用法】碗覆地上出火毒，为末，生蜜调少许灌之。

12. 治小儿惊风方(二)△《卫生简易方》

【组成】白僵蚕、蝎梢等分，天雄尖、附子尖共一钱炮。

【主治】小儿惊风。

【用法】为末，每服一字或半钱，以生姜温水调灌之。

13. 治小儿惊风方(三)[△]《卫生简易方》

【组成】苦丁香、黎芦等分。

【主治】小儿惊风。

【用法】为末,每服半钱,温酒调下。

14. 治小儿惊风方(四)[△]《卫生简易方》

【组成】南星二两,天竺黄半两,雄黄、辰砂各二分(别研),麝香一钱
(别研)。

【主治】惊风痰嗽,时作潮热用。

【用法】为末,炼蜜丸如芡实大;甘草薄荷汤化下一丸。

15. 治小儿惊风方(五)[△]《卫生简易方》

【组成】南星、半夏各半斤。米油水浸南星一二日,半夏五七日,以透为
度,洗净、晒干、切作片;生姜自然汁浸一日夜,洗出晒干;浓皂角水浸一日夜,
洗出晒干,明矾水浸一日夜,洗出晒干;朴硝水浸一日夜,洗出晒干,为末。每
末三两,入砾砂一两,麝香半钱,滴水研丸如鸡头肉大。

【主治】小儿惊风。

【用法】惊风,金银煎汤化下;有热,薄荷煎汤化下。咳嗽,人参或五味子
煎汤化下。冬月加川乌,夏月加硼砂尤妙。

16. 治小儿惊风方(六)[△]《卫生简易方》

【组成】川乌(生去皮脐)一两,全蝎(去毒,为粗末)十个。

【主治】惊风手足搐掇,涎潮上壅。

【用法】用作三服,水一盏,姜七片,煎七分,温服。

17. 利惊圆《婴童百问》

【组成】青黛、轻粉各一钱,牵牛末半两,天竺黄二钱。

【主治】小儿急惊,风痰盛,发热潮搐。

【用法】上为末,白面糊圆,如小豆大,二十圆,薄荷汤下。一法炼蜜圆,
如芡实大,一粒化下。

18. 青龙圆《婴童百问》

【组成】青黛、茯苓、芦荟、南星(炮)各二钱,麝香少许,轻粉、巴霜各二

字,全蝎(焙)三钱。

【主治】惊积有热。

【用法】上先将巴豆研如泥,次入诸药研极细,圆如梧桐子大,朱砂为衣,每服一丸,薄荷汤送下。

19. 芦荟散《婴童百问》

【组成】全蝎(焙)五个,巴霜一字,轻粉半钱,芦荟、南星(炮)、朱砂各二钱,川郁金二钱半,皂角(水煮,焙干)、脑子麝各一字。

【主治】惊风痰盛发搐。

【用法】上为末,每服一字,煎金银薄荷汤调下。

20. 朱砂膏《婴童百问》

【组成】朱砂一钱,牙硝一钱,川灵脂、芦荟、麝香各半钱,片脑一字。

【主治】惊风痰盛。

【用法】上研细,甘草膏为圆,绿豆大,金箔为衣,每一丸,薄荷汤调下。

21. 疏风散《婴童百问》

【组成】槟榔、陈皮各二钱,牵牛、大黄(裹煨)各三钱。

【主治】惊风痰热俱盛。

【用法】上为末,每服半钱,生蜜汤调下。

22. 治小儿惊风方△《寿世保元》

【组成】天南星(大者炮,去裂为末)一个。

【主治】小儿惊风,咳嗽痰喘。

【用法】每服一钱,生姜三片,水煎温服。

23. 安神散《寿世保元》

【组成】人参、茯苓(去皮)、远志(去心)、天麻、白附子、麦门冬(去心)、全蝎(去尾)、莲肉、茯神(去皮、木)、朱砂各等分。

【主治】惊风退后,恍惚虚怯。

【用法】上为细末,每服灯心汤调下。

24. 羌活汤《婴童类萃》

【组成】柴胡、羌活、地骨皮各一钱,前胡、川芎、茯苓、独活、天麻、枳壳、桔梗各七分,人参(肺热少用)、薄荷、甘草各五分。

【主治】惊风潮热,痰涎壅盛,牙关紧急。

【用法】生姜三片水煎;体僵直加麻黄,惊热加蝉蜕。

25. 钩藤饮(《婴童类萃》)

【组成】麻黄、升麻、甘草、蝉蜕(研去土)五分,胆草、川芎、钩藤、羌活、防风、独活、薄荷各七分,天竺黄(乳细和煎剂服)三分。

【主治】一切惊风潮热,痰涎壅盛,抽制眼窜,昏沉不醒,惊痫变易,并效。

【用法】生姜三片,水二钟,煎一钟五分,乳母同服。

26. 牛黄抱龙丸(《保幼新编》)

【组成】胆星一两,天竺黄五钱,雄黄辰砂(水飞)各二钱半,麝香、珍珠、琥珀各一钱,牛黄五分,金箔十片,甘草煎膏和丸,芡实大,金箔为衣。

【主治】急、慢惊未分,宜用此先镇之。

【用法】半岁儿一丸三分服,三岁儿一丸。薄荷汤下。此剂镇惊退热化痰之妙方。但恐性味极寒,专无补元之力,不可多服。如退热势大盛,不得已而用之,则人参二三分,作茶调下无妨,惊止如常后,宜移用补脾调理之剂(如补元汤之类)。大抵惊风,乃心火、肝风、脾痰三家之病,而金旺于土中,则木自衰,火自退,而不得交争。

【方论】(编者按:本方即)胆星抱龙丸加牛黄、珍珠、琥珀、金箔四味,名曰牛抱。小儿百病之良方。抱者保也,龙者肝也。肝为母,心为子,母安则子安。况心藏神,肝藏魂,神魂内守,惊何徒生。故方云大病后调理脾胃,医家之王道,斯言至矣。牛黄抱龙丸稀贵,非乡鄙之所可易得。人参、贝母、白僵蚕、防风、酸枣仁、朱砂、牛黄七味,等分作散,薄荷汤和清服下,则功效之捷不减上丸。窃观俗人,徒知贵材之治危症,而殊不知性味至寒之药,峻攻壮热,使热邪不得肆其毒于外,而反为缩藏于内,故服良剂之后,了了如故,仍谓之痊可,置之寻常。及其乘内虚而夹外感复发,植则根固而治之尤难,急惊变为痫,慢惊变为癫,养幼之家,可不戒惧也哉。

27. 紫金锭(即玉枢丹)(《保幼新编》)

【组成】山茨菰(去皮,焙)三两,文蛤(即五倍子,捶碎洗净)二两,麝香三钱,千金子(去壳,去油)一两五钱,红芽大戟(如苦参段坚实紫色者佳)一两五钱,大朱砂(透明者)六钱,大雄黄(透明者,俱捣极细)六钱。

【主治】小儿一切惊风痫症,痰涎壅盛,手足颤掉。治痰之功过于牛黄等剂。男妇诸症,并皆服之。解诸毒,疗诸疮,通关利窍,百病如神。

【用法】各取净末,糯米打稀糊和匀为锭。紫金锭,大人加倍用之。小儿惊风一切痰症,生姜薄荷汤化下;男妇一切痰迷心窍,昏沉不醒,姜汤化下;婴童痫病,生姜汤化下;伤寒时疫发狂,凉水磨化下;一切痈疽疔毒,毒气攻心,甘草汤化下;治卒中鬼祟僵仆不醒,生姜汤下;久疟不止,桃柳枝煎汤下;久痢不止口噤,黄连甘草汤下;卒中一切食毒,甘草汤化下,凉水亦可,一切怪症、痰症,无不见效,并用生姜汤下。

【方论】修制此药须择端午、七夕、重阳。如欲急用,或天德、月德日亦佳。

28. 保惊锭《保幼新编》

【组成】蛇含石(入瓦罐内,铁皮盖上,火煅,酒淬七次。研末,红米饮汤、调饼再煅一次,研飞)八两,胆星二两,白附子(炒黄)一两,朱砂一两,麝香二钱。

【主治】小儿一切惊风痫症并皆治之。

【用法】石用水飞过,各为细末,端午日用三家粽捣烂为锭,生姜、薄荷汤化下。

29. 钱氏抱龙丸《幼科医学指南》

【组成】天麻、荆芥、防风、薄荷、僵蚕、甘草各八分,全蝎(去头足)五分,南星制四分,姜汁半杯。

【主治】咳嗽惊风潮热,惊风发搐天吊。

【用法】丸如弹子大,水磨服一丸。

【方论】惊风,宜千金保命丹主之。急惊,薄荷汤下。慢惊,保元汤下。

30. 安脑丸《铁樵医学月刊》

【组成】金钱白花蛇(去头,隔纸烘,研筛)六条,蝎三条,白附子一钱五分,薄荷三钱,梅片三钱,独活五钱,川生乌二钱,天麻三钱,明雄二两,麻黄二两,犀角一钱五分,麝香一钱。

上药陈酒熬膏制丸如绿豆大,如无金钱白花蛇、真蕲蛇可代用,真蕲蛇约须六钱。

【主治】专治两大症,其一为惊风,其二为脑髓膜炎症。

【用法】小孩发热,指头自动,寐中惊跳,唇红而干,口渴无泪,服丸半粒,薄荷一钱煎汤化服。手脚抽搐,两目上视,角弓反张,其发作阵一日二三次发作,发时面青,种种恶候并见,不发时,略如平常无病光景,此是惊风已成,不必慌乱,俟其发过,用薄荷一钱、酒炒龙胆草二分,煎汤二三羹匙,用此丸一粒化服即安,隔六小时再服一粒,仍用薄荷一钱、龙胆草一分煎汤化服,即不再发。

【方论】此丸曾经于民国十九年(1930)一月呈请中央卫生试验,所试验奉有成字二二三号验单在案。惊风几乎十全;脑脊髓膜炎普通症情,十全九;恶性重症,十全五;成年人既往有风湿病的,多脏器同时染邪的,效果不良。

31. 青州白丸子《小儿推拿广意》

【组成】半夏(生)七两,南星(生)三两,白附子(生)二两,川乌(生,去皮、脐)五钱。

【主治】小儿惊风,大人诸风。

【用法】上为末,以生绢袋盛,井花水摆出。如有渣滓更研,再入绢袋摆尽为度。于磁盆中日晒夜露,至晚撇去旧水,别用井花水搅又晒。至来天早,再换新水搅。如此法春三、夏五、秋七、冬十日,去水,晒干如玉片,研细,糯米煮粥清,丸如绿豆大。每服三五丸,薄荷汤下;瘫风酒下,并不拘时。

32. 抱龙丸《小儿推拿广意》

【组成】牛胆南星四两,天竺黄一两,朱砂、雄黄各五钱,麝香(另研)一钱。

【主治】伤风瘟疫,身热昏睡,气粗风热,痰实壅嗽,惊风潮搐,及虫毒中暑,沐浴惊悸之后。

【用法】上研极细,加麝再研匀,以甘草膏和为丸,皂荚子大,薄荷汤下。并宜预服。

33. 参苏饮《小儿推拿广意》

【组成】人参、紫苏、前胡、干葛、半夏、赤茯苓各七钱五分,枳壳、橘红、桔梗、甘草各五钱。

【主治】惊风烦闷,痰热作搐,咳嗽气逆,脾胃不和。

【用法】上剉碎,每服二钱,水一钟,煎七分,无时温服。

34. 通关散《小儿推拿广意》

【组成】南星(炮)、僵蚕(炒)各一钱,麝香一字,牙皂角(略烧存性,为末)二定,赤足蜈蚣(炙)一条。

【主治】小儿搐搦惊风,关窍不通,牙关紧急。

【用法】上为末,以手点姜汁,蘸少许擦牙,或用物引滴入药两三点,涎自出,口自开。

35. 天麻防风丸《小儿推拿广意》

【组成】天麻、防风、人参各一钱,甘草、朱砂(水飞)、雄黄各二钱五分,蝎尾(炒)、僵蚕(炒)各五钱,牛黄、麝香各一钱。

【主治】惊风身热,气喘多睡,惊悸手足搐搦。

【用法】上为末,炼蜜丸,樱桃大朱砂为衣。每服一丸,薄荷汤下。

36. 珍珠散《小儿推拿广意》

【组成】南星(炮)、天麻(煨)、白附子(炮)各一钱,腻粉五分,巴霜(一字)芜荑(炒,去壳)、全蝎(面炒)、滑石(水飞)各一钱五分。

【主治】惊风痰热壅盛,及吊肠锁肚撮口绝效。

【用法】上为末,糊丸,粟米大,一岁五七丸,二岁十丸,大小加减,薄荷汤点茶清送下。

37. 定志丸《小儿推拿广意》

【组成】琥珀,茯神,远志肉(姜制焙),人参,白附子(炮),天麻,天门冬,甘草(炙),枣仁(炒)。

【主治】惊风已退,神志未定,以此调之。

【用法】上为末,炼蜜丸,皂子大,朱砂为衣。每服一丸,灯心薄荷汤下。

38. 中分散《串雅内外编》

【组成】螳螂二个,蜥蜴二条,赤足蜈蚣二条。

【主治】惊风定搐。

【用法】各中分之,随左右,研末,男左女右,以二匙吹鼻内搐之,右即右定,左即左定。

39. 碧霞丹(《串雅内外编》) ......

【组成】乌头尖、附子尖、蝎梢各七十个,石绿(研九度飞过)十两,为末,面糊丸芡实大。

【主治】惊风定搐。凡中风痰厥,癫痫惊风,痰涎上壅,牙关紧闭,上视搐搦,并宜治之。

【用法】每用一丸,薄荷汁半盏化下,更取温酒半合,须臾叶出痰涎为妙。小儿惊风,加白僵蚕等分。

【方论】庚生按此方惟实症中痰中风,及大人食闭、小儿痰闭可用(石绿即是铜绿)。

40. 神穴丹(《串雅内外编》) ......

【组成】煅紫色蛇黄四两,猪屎(以泥固煅过)二两,铁粉二两,朱砂五钱,麝香二钱。

【主治】惊风痫症。

【用法】共为末,糯米粉糊丸如芡实大。漆盘晒干,细看每丸有一小孔,故名神穴。每服一丸,薄荷酒冲服,立苏。如痄热,冷水调服。

二、急慢惊通治

1. 褊银丸(《类证普及本事方》)

【组成】青黛三钱,水银(二皂角大,同黑铅结成砂子),寒食面、黄明胶(炒焦为末)各二钱,轻粉(豆大许,炒),雄黄、粉霜、朱砂、脑、麝、巴豆(二十一粒,去油)。

【主治】小儿急慢惊风,积痫。

2. 大天南星丸(《鸡峰普济方》) ......

【组成】滴乳香、龙脑、牛黄各半两,朱砂,天南星各三钱,麝香二钱半,天麻、人参、防风各二钱,干蝎十四个。上各研杵令匀,炼蜜和丸如鸡头大。

【主治】小儿急慢惊风,涎潮发搐,目睛上视,口眼相引,牙关紧急,背脊强直,精神昏塞,连日不省。

【用法】每服一丸,荆芥薄荷汤下。量儿大小加减,不以时。

3. 大枣膏（《鸡峰普济方》）

【组成】大枣(蒸熟用)二个,巴豆(去皮烧存性用)三个。

【主治】急慢惊风。

【用法】上二味研成膏如麻粒大。一岁一丸,浓煎荆芥汤下,食后。吐利之后,其疾便愈。

4. 蝴蝶丸（《鸡峰普济方》）

【组成】全蝎一两,地龙半两。

【主治】急慢惊风。

【用法】上为细末,酒煮面糊和丸如豌豆大。荆芥汤下五六丸,随儿大小加减。及治大人、小儿诸痫发搐,天吊寻常。朱砂为衣。

5. 三黄散（《幼幼新书》引《吉氏家传》）

【组成】郁金大者三个,以一个破作二边,用巴豆一粒去壳入在郁金内,用线系定。

【主治】急慢惊风,喉中有涎。

【用法】用水一盏,皂角七条截断,同郁金煮干为度,去皂角。又用一个如前入巴豆一粒,只以湿纸裹,入火炮,候纸干取出。又以一个生用,并巴豆一个亦生。通前共生熟三枚。先以郁金焙干为末,后以巴豆三粒入钵内研,入郁金令匀。每服一字,小儿半字,用冷茶调下。

6. 一字散（《幼幼新书》引《吉氏家传》）

【组成】雄黄(研)、朱砂(研)各一钱,川乌(生)、藜芦各半钱。上末,后入朱砂。

【主治】急慢惊风。

【用法】急慢惊风,磨刀水下一字。

7. 生银丸（《幼幼新书》引《吉氏家传》）

【组成】生银矿(次煅七遍,醋淬七遍)半两,京墨(煅)、全蝎(十四个,薄荷叶裹,炙)、水银(砂)、生犀(屑)、真珠(末)、麝香、板青(青黛洗下者)轻粉、朱砂各半钱,龙脑二钱,粉霜半钱,大天南星(一枚,去脐,为末)二钱,上为末,杵生薄荷自然汁煮糊丸,如绿豆大。

【主治】小儿急慢惊风,浑身掣搦,目睛上视,喉内涎响,手足癫疯,见人怕怖。

【用法】每服一丸,金银薄荷汤下。

8. **神效丸**(《幼幼新书》引《吴氏家传》)

【组成】蛇蜕皮(头、尾全要,纹细者,新瓦上烧成灰,研为细末用)半钱,人参(紧实者)二钱,天南星(去皮、脐,生用)五钱,麝香半钱。

【主治】小儿急慢惊风。

【用法】上面糊丸如绿豆大,每服二十丸,麝香米饮下,日午夜卧。

9. **定命丹**(《幼幼新书》引《惠方》)

【组成】蟾酥(干者,酒浸一宿)二钱,干蝎(微炒)七枚,天南星(炮为末)二分,麝香(研)一字,白附子(炮为末)半分,刘氏、张氏方并用一分,青黛(研)半钱。

【主治】小儿急慢惊风,天痫,撮口,潮发搐搦,奶痫壮热,昏塞不省。

【用法】上件细研,令匀,以粟米饭和丸如绿豆大,别以青黛为衣。每服一丸,荆芥薄荷汤化下,后困睡无疑。但有患者,先化半丸,滴入鼻中,嚏喷者必瘥。

10. **大天南星丸**(《幼幼新书》引《惠方》)

【组成】天南星(生胆制者)半两,滴乳香(研)、龙脑(研)、牛黄(研)各半钱,朱砂(研极细)二钱,麝香(研)二钱半,天麻(去芦头)、人参(去芦头)、防风(去芦头)各二分,干蝎二十四个,以上杵,米汤浸闷,去腹内土,微炒。

【主治】小儿急慢惊风,涎潮发搐,目睛上视,口眼相引,牙关紧急,背脊强直,精神昏塞,连日不省。

【用法】上件研杵,令匀,炼蜜和丸如大鸡头大。每服一丸,荆芥薄荷汤化下。量儿大小以意加减,不计时候服。

11. **软金丹**(《幼幼新书》引《庄氏家传》)

【组成】胡黄连、香墨、麝各二钱,使君子三个,天浆子(炒)七个,青黛、腻粉各二分,寒食面(若是二百五日好)二匙匕。

【主治】小儿急慢惊风。

【用法】上为末,用上件面为丸小豆大;每服一丸,金银薄荷汤化下。

12. 虎睛丸《幼幼新书》引《庄氏家传》

【组成】朱砂(别研)二分,铅白霜、白僵蚕(末)、真珠末各炒一钱,轻粉、牛黄、犀角(屑)、青黛、乳香、胡黄连、白附子、香墨(烧)各一钱秤,脑、麝各秤半钱。

【主治】小儿急慢惊风涎,实壮、实热。

【用法】上件捣,罗为末,研令极细,以糯米饭为丸如梧桐子大。若急惊,以薄荷汤蜜水化下;若慢惊,用乳香薄荷汤化下;心神烦躁,膈实喘粗,用轻粉龙脑水化下;若痫,用薄荷自然汁、金银汤化下;天瘹惊,水煎荆芥薄荷汤化下。若有上件患,每服一丸;若常服,二丸分作四丸,薄荷汤化下。

13. 四味散惊丸《幼幼新书》引《庄氏家传》

【组成】腻粉、滑石、青黛、乳香各等分。

【主治】急慢惊风。

【用法】上为细末,滴水丸如麻子大。一岁一丸,金银薄荷汤下。

【方论】亲见颖昌治曾元矩之子慢惊,立效。

14. 治小儿急慢惊方《幼幼新书》引《庄氏家传》

【组成】红心灰藋(音桃,所在有之,烧炼家谓之鹤顶草)。

【主治】小儿惊风。

【用法】又取自然汁一茶脚许灌下,取下青黄涎,立效。两时辰以上未动,可再服。

15. 金箔丸《幼幼新书》引《庄氏家传》

【组成】金箔、银箔、蟾各十片,龙脑、川硝、铅霜、腻粉、粉霜、晚蚕蛾、天竺黄、白附子(末)、朱砂、胡黄连各一分。

【主治】小儿急慢惊,镇心脏。

【用法】上件一十三味并捣,罗为末,粳米饭丸如绿豆大,每服三丸至四丸。如有急惊风,化破三丸至五丸,薄荷汤下。

16. 睡惊丸《幼幼新书》引《庄氏家传》

【组成】水银(砂子)、朱砂(水飞)、牛黄(研)、雄黄(研)、麝香(研)、脑子(研)、芦荟(研)、轻粉(研)、天麻(末)、螺青各一钱,天南星(末)半钱,天竺黄(末)、川大黄(末)各三钱,石脑油(少许)。

【主治】小儿急慢惊。

【用法】上件一十四味为末,研匀,炼蜜和丸鸡头大;每服一丸,薄荷汤化下,睡是应。

17. 定命丹《幼幼新书》引《旅舍备用》)

【组成】天麻、青黛各一分半,天南星(炮、末)、腻粉各一两半,朱砂(研)、白附子(炮)各半两,麝香二字,蝎尾(炮)十四个。

【主治】小儿急慢惊风,天瘹,脐风,撮口搐搦,奶痫壮热方。

【用法】上捣,研匀,用烧粟米饭为丸如绿豆大;薄荷汤化下一丸,急惊者水化滴入鼻中,嚏即搐定。

18. 小儿急慢惊风方△《幼幼新书》引《旅舍备用》)

【组成】蛇蜕皮一分,牛黄(研)一钱。

【主治】小儿急慢惊风,手足搐搦,日数十发,摇头弄舌,百治不效,垂困方。

【用法】上以水一盏,先煎蛇皮至五分,去滓,调牛黄,顿服,五岁以上倍服。

19. 生银丸方《幼幼新书》引《玉诀》)

【组成】生银(如无,以水银半两结砂子)半两,辰砂、铁粉(飞过)各半两,全蝎、蝉(各十四个)粉霜、巴豆霜各二钱。

【主治】急慢惊风。

【用法】以上末之,煮枣肉丸桐子大;每服一丸,用姜枣汤化下。二三岁者一二服。如要小,丸黍米大,服三五丸。

20. 乌犀角膏《幼幼新书》引《旅舍备用》)

【组成】枣子(去核,每枚入巴豆三粒,针刺火上烧过,存性)三枚,硇砂三钱,轻粉一钱匕,朱砂(飞过)、香墨(烧)各一钱,粉霜半钱匕,甘遂(煨)半钱,水银砂二钱。

【主治】行风下涎。

【用法】以上末之,炼蜜为膏。豆大加减,薄荷水化下。看虚实,非时勿服。

21. **定命丹**（《幼幼新书》引《聚宝方》）

【组成】 生龙脑、真麝香各二钱半,桃心、柳心各七个,蟾酥一皂大。

【主治】 小儿急慢惊风。

【用法】 上五味,端五日合。不得鸡犬、孝子、妇人、僧尼见。细研,丸如黄粟米大。小儿急惊、天瘹用中指点水四滴,研一丸,注在二鼻窍中,三嚏以上即效。如三嚏以下不在医限。慢惊用浓煎桃柳枝汤浑头洗浴,不得揩干,生衣裹之,用药如前,三嚏以上,一食久,虫子于百孔中出。如三嚏以下,亦不在医限。

22. **金箔膏**（《幼幼新书》引《聚宝方》）

【组成】 金箔二十二片,赤足蜈蚣(全者)一条,铁粉、白花蛇(醋浸一宿,取肉焙)各三两,水银(锡结砂子)、朱砂(研)、白附子、轻粉、白僵蚕(直者)、乳香(研)各一分,半夏(生姜汁浸一宿,焙干)半两,瓜蒂四十九枚,麝香(研)一钱。

【主治】 小儿急慢惊风。

【用法】 上一十三味为末,石脑油为膏;每服绿豆大一粒,煎金银薄荷汤化下。牙关不开增一粒,揩之自开。

23. **虎睛丸**（《幼幼新书》引《聚宝方》）

【组成】 虎睛(酒炙,取仁)一只,青黛三钱,棘冈子肉二十个,朱砂(研)、粉霜、轻粉各一钱,牛黄一字,香好墨(烧)一钱,麝香、熊胆各半钱,半夏(汤洗七度,为末)七枚。

【主治】 小儿急慢惊风,搐搦不安,瘹上睛方。

【用法】 上一十一味为末,汤浸蟾酥为丸如桐子大。三岁以下一粒;十岁以下至五岁二粒;用金银薄荷汤,剪刀锻左右各研七下灌之;常惊着半粒。

24. **生姜丸**（《幼幼新书》引《聚宝方》）

【组成】 蜈蚣(酒浸一宿)一枚,干蝎(全者)七枚,蚕蛾十枚,白僵蚕(直者)、朱砂(研)各一分,天南星、白附子、麝香(当门子)各一枚,薄荷心七个,龙脑(研)、水银(钱结砂子)各一钱,棘冈子(炒)二十个。

【主治】 小儿虚风,急慢惊风,搐搦,项筋紧强,手足逆冷,腰背拘急方。

【用法】 上二十二味为细末,研令匀,以石脑油和为膏,单子裹。每服一粒,如黍米大,冷水调下。须发前服,三服必效。

25. 睡脾散方（《幼幼新书》引《聚宝方》）

【组成】桑螵蛸四个，干薄、荷叶、干蝎（全者）、人参、干山药、天南星（炮）、半夏（生姜汁浸，焙）各一分。

【主治】小儿急慢惊风。

【用法】上七味为细末。每服半钱，麝香粟米饮下。

26. 玉蕊丸（《幼幼新书》引《聚宝方》）

【组成】天南星（去皮、脐）、半夏（去脐）、白僵蚕（直者）各半两，定粉一钱，腻粉、水银（同腻粉各半钱，研了）。

【主治】小儿急慢惊风。

【用法】上六味为末，研匀，糯米粥丸如桐子大。头风、夹脑风、头旋、目晕、涎溢，用薄荷腊茶嚼下二丸，如要利加至五丸。急风，薄荷酒下十丸，以利为度。妇人血风，荆芥酒下二丸。小儿急慢惊风，金银、薄荷、糯米煎汤化下一丸至二丸，效。

27. 青金丹（《幼幼新书》引《聚宝方》）

【组成】使君子（白面一匙和作饼子，通裹，烧面熟，去面取之）二枚，芦荟（研）一分，青黛、麝香各一钱，腻粉、白面各三钱，蝎蛸十四个。

【主治】定小儿急慢惊风，神效。

【用法】上七味为末，香墨水和丸，作三十丸。每服一丸，薄荷汤化下。

28. 夺命散（《幼幼新书》引《茅先生方》）

【组成】铜青、朱砂各二钱，腻粉半钱，蝎尾（去刺）一十四个，麝香（少许）。

【主治】小儿急慢惊风，大人急中用此妙。

【用法】上件为末。每服一字半钱，用薄荷腊茶清调下。

【方论】此药治天吊、脐风、客忤、卒死、撮口、鹅口、木舌、喉痹、胙腮、风壅并皆要此药吐下风涎，然后依形证调理。

29. 夺命散（《幼幼新书》引《谭氏殊圣》）

【组成】干蝎（一个，足、尾、头、甲全用，少皆不妨）。

【主治】小儿急慢惊风，牙关紧急，眼睛上视，胃中胀，时发气，众药不可治。

【用法】上用大薄荷叶包定，上用麻绵缚之，用炭火炙薄荷连蝎香熟，为

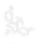

末,入麝香一字,再合研为末。每服一字,腊茶清调下。如病大吃半钱,更看儿女岁数多少加减。

【方论】《经验方》不用麝香,用汤调下。《庄氏家传》方不用麝香,入生龙脑少许。如儿虚减脑子,去茶清,用薄荷汤下。《赵氏家传》方用竹沥水下。《元和纪用经》名至圣散,治小儿阴阳痫,手足抽掣,病后虚风百种惊生恶证悉主之。仍用紧小干蝎四十九枚,每一蝎以四叶薄荷包合,绵线系之,火炙焦,去绵,末之。金银汤调三豆许大,三岁倍之,量大小加至半匕。以麝香、牛黄少许调服益佳。又以四味饮、黑散、紫丸、五加皮治不能行,蜀脂饮,麝香丸并此至圣散七方谓之育婴七宝。紫阳道士一名保子七圣至宝方,转为一书者,此方是也。

30. 麝朱散 《幼幼新书》引《谭氏殊圣》

【组成】麝香一字,朱砂(细研)二钱,赤头蜈蚣一条,蝎梢七个,棘冈子(须是棘枝上者,炒,焙干,用肉不用壳)七个。

【主治】小儿急慢惊风。

【用法】上为末,每服半钱,煎金银薄荷汤下;如常服一字。

31. 治小儿急慢惊风诸方(一) 《幼幼新书》引《谭氏殊圣》

【组成】真金箔、银箔各十片,辰砂半两,麝香半钱,白僵蚕(炒)三十个,赤石脂(醋煮)、防风、远志(去心)各一两。

【主治】小儿急慢惊风。

【用法】上件四味捣,罗为细末,次入先四味,一处细研,拌和令匀,炼蜜和丸如鸡头子大,朱砂为衣。用蠹竹水吞下,每服一丸。忌死物之肉。

32. 治小儿急慢惊风诸方(二) 《幼幼新书》引《谭氏殊圣》

【组成】朱砂一钱,金头蜈蚣(不以多少),全蝎(不拘多少)。

【主治】小儿急慢惊风。

【用法】上件三味为末。每服半字,鼻内嗒之。

33. 治小儿急慢惊风诸方(三) 《幼幼新书》引《谭氏殊圣》

【组成】白丁香一钱,腻粉(用生姜自然汁和作饼子,慢火炙熟)一字。

【主治】小儿急慢惊风。

【用法】每五发以下至三岁,重者,气实用一字以上。三岁以下一字以下。以上各作一帖,临时旋合和(二帖入后药一钱或半钱)。

34. 治小儿急慢惊风诸方(四)《幼幼新书》引《谭氏殊圣》）⋯⋯⋯⋯⋯⋯⋯⋯⋯⋯⋯⋯

【组成】木鳖子仁三钱,密陀僧二钱,水磨雄黄一钱。

【主治】小儿急慢惊风。

【用法】上三味同为细末。五岁以下至三岁一钱,三岁以下半钱以来;蜜水、米泔调下,临卧服。

35. 七宝丹方《幼幼新书》引《万全方》）⋯⋯⋯⋯⋯⋯⋯⋯⋯⋯⋯⋯⋯⋯⋯⋯⋯⋯⋯⋯⋯

【组成】牛黄(研)、真珠(末,研)、铅霜各一钱,腻粉、朱砂(研入,留一半为衣)各二钱,白附子、天麻、蝎尾(炒,三味)各一分,巴豆(去皮、心、膜,纸裹压出油)十一粒,水银(入黑铅少许,火上熔结砂子入)三钱。

【主治】小儿急慢惊风,化痰镇心。

【用法】上为末,研匀,煮枣肉研,和丸如粟米大,以朱砂为衣。荆芥汤下三丸,量儿大小加减服之。

36. 小儿急慢惊风方《幼幼新书》）⋯⋯⋯⋯⋯⋯⋯⋯⋯⋯⋯⋯⋯⋯⋯⋯⋯⋯⋯⋯⋯

【组成】一瓮朱砂,一瓮雪,一个大虫,一个蝎。

【主治】小儿急慢惊风。

【用法】四味匀研化作尘。上以雀儿饭瓮儿空者一个,量飞过细朱砂一瓮儿、腻粉一瓮儿。雀儿饭瓮儿内取出者,虫子一个,全蝎微炒一个。四味研匀,用乳汁调一字,令儿服之。

37. 大青丹《幼幼新书》引《四十八候》）⋯⋯⋯⋯⋯⋯⋯⋯⋯⋯⋯⋯⋯⋯⋯⋯⋯⋯⋯⋯

【组成】天麻、水银(只研)、朱砂、天南星(炮)、铁粉、白附子、硇砂、好墨、僵蚕以上各一钱,金箔五片,银箔七片,轻粉半钱,黑附子、全蝎(麸炒)、粉霜各二钱,半夏(生姜汁浸)十八个,脑子、麝香、雄黄(酒煮)各三钱,蜈蚣(盐汤洗,去)一条。

【主治】急慢惊痫。

【用法】上件末,酒糊丸如桐子大。一服一丸,薄荷蜜水磨下。急慢惊痫等疾,量儿大小用。如寻常潮热、惊热、风热、温壮或变蒸,一丸可作二服。

【方论】伤寒不得用,如惊风、搐搦、上视,以鹤顶丹。

38. 安师传治小儿急慢惊风药方《幼幼新书》

【组成】用大天南星二个，剜空，中入干蝎一个、朱砂一豆许在内，却倾上剜下者天南星末在上，以厚面裹，煨黄熟。未得开，留至来日，去面不用，取南星等并刮下面上南星末，同研细。

【主治】小儿急慢惊风。

【用法】儿小，用冬瓜子二十四个煎汤，调下半钱；儿大，即用水一盏半，药二钱同煎，放温，两次服尽；小儿不入食，每半钱，用冬瓜子汤调下，便进食。人家常服此药，进食。若专治慢惊风，即以乳香代朱砂。二方皆妙。

39. 搐鼻散《幼幼新书》长沙医者工安中传

【组成】赤脚蜈蚣一条用温汤浸软，竹切，分于两边，各分左右。次用螳螂一枚，亦分左右。各分螳螂、蜈蚣左右，共焙干，研为细末。

【主治】定小儿急慢惊风，搐搦不醒，用此药搐鼻。

【用法】男发搐，用左边药末，搐于左鼻内；女发搐，用右边药，搐于右鼻内；如两手搐，用左右药，搐左右鼻内。

40. 垂柳散《幼幼新书》长沙医者工安中传

【组成】大黄（炮熟）、郁金（皂角水煮五七沸，焙干）、甘草（炙）、黄芩（洗）、全蝎（去土）、白附子（炮）、防风（洗）、桔梗（洗）、白僵蚕（直者）、雄黄（研）各一分，胡黄连一钱。

【主治】小儿惊风，搐搦，涎潮及风热上壅，咽喉肿痛。

【用法】上件依法制，为细末。每服一少半钱，用垂杨柳煎汤，入蜜调下。

41. 救生一字散《幼幼新书》长沙医者郑愈传

【组成】干蝎（脚、手、头全，不用肚，为细末）四十九个，蜈蚣（全者，不用中节，为细末）一条，雄黄（细研为末）半钱，脑、麝（研为细末）各少许。

【主治】小儿急慢惊风，搐搦，涎盛，目睛直视，克时取效。

【用法】上五味为细末。每服一字，用湿生虫七个研汁，薄荷汤少许同调匀与服，不计时候。忌一切毒物。

【方论】绍兴己巳春，长沙排岸主忠翊幼子忽患慢惊，手足时搐，身令汗出，四肢皆若绵带。诊其脉极微细。其家以谓必死矣，但胸前微暖，口中微气，为不忍弃尔。其郑愈忽投此药，至午间已少醒，至夜精神渐出，不三日而平矣。

42. 匀气散《幼幼新书》长沙医者郑愈传）

【组成】丁香七七个,白术、青皮、甘草(炙)各一分,豆蔻一个。

【主治】小儿急慢惊风。

【用法】上为末。每服半钱,用白汤点服。

【方论】取转了,用补药。丁香、白术除疳痢,豆蔻、青皮定粉珠,甘草用和添药力,不消三度命重苏。

43. 牛黄散《幼幼新书》长沙医者郑愈传）

【组成】煮巴半分切须真,一分烧矾三郁金,偏治小儿惊疾病,忧心须却喜惺惺。

【主治】小儿急慢惊,一切风,下药不得用。

【用法】上三味为末。每服一字,薄荷荆芥汤调下。

44. 聚宝蛇头丸《幼幼新书》长沙医者郑愈传）

【组成】蜈蚣(姜汁炙干)、花蛇头(酒浸一宿,焙干,碎)各二十枚,全蝎(净)十两,天南星(姜汁煮一宿,焙)十个,铅白霜(拣净)四十两,铁粉三十两,蛇黄石(醋煮七次,飞研)八十两,腻粉(研)二两,脑子(细研)、真珠(末,水飞)各五两,麝香(研)、百草霜(研)各三两,朱砂(研,飞)、血竭(细研)、芦荟(研)各一两,白附子(炮裂)五十两,雄黄(醋煮,水飞,焙干)一两半。

【主治】小儿急慢惊风,目睛上视,啮齿弄舌,面青口噤,背强啼叫,咽膈涎声,神昏不语,及内瘀诸痫,腹内泄泻,夜卧时惊,潮热气喘,并宜服之。

【用法】上一十七味为末,三家粽子为丸如鸡头大。初生婴孩可服半丸,周岁以上可服一粒,不以时候,并用薄荷汤化下。

45. 朱砂膏《幼幼新书》引《刘氏家传方》）

【组成】桃仁(汤浸二遍,去皮、尖,麸炒干,研烂)一两,真红花头(焙,末之)半两,朱砂(研)、滴乳(研)各三钱。上同研至细,入麝香一钱,又研,炼蜜为丸。

【主治】小儿急慢惊风,大人风狂,躁热风痫,伤寒中风,舌强风涎。

【用法】每服一丸鸡头大,煎薄荷汤半盏,化破和滓服。人参汤或茶调,或含化。

46. 葱汤丸《幼幼新书》引《刘氏家传方》

【组成】滑石(末)一钱半,白附子(半生半熟)一钱,轻粉(挑)一钱,天南星(半生半熟)用一钱半,巴豆(去油,研烂在纸上,安于石片上,用火爆干)七粒,蝎半钱。

【主治】急慢惊风。

【用法】上末之,蒸饼和丸青麻子大。每服三丸,对岁以上七丸,未出月一丸。热积,金银薄荷汤化下;惊积,葱汤化下,自然取下惊积。

47. 软青膏《幼幼新书》引《刘氏家传方》

【组成】青黛二钱,轻粉(挑)二大钱匕,天南星(炮,末)一钱,麝一大钱匕,乳香三皂子大,蝎梢(全)十四个,水银(用银结砂子)二皂子大,上同研匀,用石脑油和为膏,以油单子裹。

【主治】小儿急慢惊风,搐搦,发病并一切惊积,坠涎。

【用法】有患,一丸如绿豆大,薄荷水化下。重者,不过再服,与薏苡散间服。

48. 薏苡仁散《幼幼新书》引《刘氏家传方》

【组成】薏苡仁、桑寄生、白僵蚕、蝎梢、人参各一钱,龙、麝各少许。

【主治】小儿惊痫等疾。

【用法】上末之,每服字,煎荆芥汤调下。

49. 保生丹《幼幼新书》引《刘氏家传》

【组成】天南星(炮)、白附子(炮)、朱砂(别研)、麝香(别研)各半两,蛇黄(辰地上,煅铁色者,用楮吐研,自然汁涂却,火煅全赤,用生甘草水洒出火毒,研令极细)四个。

【主治】小儿急慢惊风,其效如神。

【用法】上修事,用端午三家粽子尖为丸如梧桐子大。用淡竹沥磨下一丸。此方神圣,不可慢易,一粒可救一人。兼能治丈夫、妇人一切疾,薄荷酒嚼下二丸。

50. 软红丸《幼幼新书》引《刘氏家传》

【组成】朱砂(飞研)、龙脑(别研)各一分,半夏(修制如前)、黄蜡各三钱,粉霜二钱,水银(入金箔三片,结砂子)一钱,牛黄、腻粉各半钱,蝎梢(微炒)四十九枚。

【主治】小儿急慢惊风,惊痫涎潮,搐搦直视,牙关紧,项背强,喘咳多睡,发热不时,可服此方。

【用法】上件杵,研极细,先炼蜡去滓,入油三五点,离火纳诸药,和搅令匀,成剂。有病旋旋丸黍粒大,半岁儿可服二丸至三丸,荆芥薄荷汤下。大小量力加减,病愈为度。

51. 治小儿急慢惊风、天瘹、搐、痫病方△《幼幼新书》班防御

【用法】用鸥鹩一只,不去皮毛,于肚下小割破,取尽肠胃,却以白矾一斤许填于腹内,以满为度,却以麻线缝合,盐泥浑固济了,用炭火一秤烧通赤,烟尽拨去火,候冷,取,去泥,细研成末。

【主治】小儿急慢惊风,天瘹,搐搦,痫病,应系风证,悉皆疗之。

【用法】凡有前件证候,以温酒调下二钱,儿小量多少服。

52. 夺命丹《幼幼新书》长沙医者易忠信传

【组成】乳香(研)、琥珀(研)、天南星、防风、白僵蚕(洗,炒)、麝香肉(别研)、茯神各一分,酸枣仁(去皮,炒,秤)、远志(去心,秤)各一两,芸薹子(炒)半钱,蝉壳(洗净)四钱,全蝎(炒)半两,天麻(酒浸)八钱,白附子三钱,天浆子二十一个,蜈蚣(炙)二条,木鳖子肉(研)二钱。

【主治】小儿急慢惊痫,手足掣搐,上视,昏睡不省,角弓,偏口,手足拘挛,潮搐,不时语涩,行步不能,一切风证。

【用法】上件为细末,水煮,白糊为丸如梧桐子大。每服量大小加减一两丸,金银薄荷汤磨化下。如急惊盛,加龙脑少连同磨;如慢惊,即加附子少许同磨化下。

53. 白龙丸《幼幼新书》引《万全方》

【组成】石膏(火煅过如面,分为三停,留一停为衣)半斤,川乌头(去皮)、天南星、甘草(生用)各四两,肉桂、甘菊花各二两,防风、白僵蚕、京芎各一两半,牛膝、海桐皮(去皮,水浸)、麻黄(去节用)、甘松(洗)、川白芷、藁本(洗)各一两。

【主治】小儿急慢惊风,并诸般风疾。

【用法】上件捣,罗为散,研和令匀,用糯米拣择净,煮粥,研烂,旋旋入药

和匀,杵为剂,丸如大鸡头大,微干上衣。每服一丸,空心,夜卧用煨葱酒嚼玉。如中急风,用两丸,薄荷自然汁半盏,酒半盏磨化灌下,衣被盖出汗。妇人血风,当归酒下;伤寒头痛,葱酒下;常服,茶、酒任下;小儿急慢惊风,量儿大小金银汤磨下。

54. 睡红散方《幼幼新书》引汉东王先生《家宝》

【组成】乌蛇(项下七寸用酒浸一宿,去皮、骨,炙黄色)秤一钱,青黛二钱,蝎梢(炒)十个,牛黄、硼砂、脑子、水银、砂子、真珠(末)各半钱,麝香一字,金、银各一十片,乌蛇尾(酒浸一宿,去皮、骨,炙黄色)、蛇黄(入火内烧令红,于米醋浸入,煅,如此三度)、京墨(烧烟尽)、天南星(末,用生姜汁浸)、半夏(末、用生姜汁浸二宿)各秤一钱。

【主治】婴孩、小儿急慢惊风,手足搐搦、目瞪、口眼相引。

【用法】上牛黄、麝香、硼砂、脑子、金银箔先研极匀,次入水银砂子再研,将余药捣,罗为末,一处研匀。每服婴孩半字,半岁一字,一二岁半钱,二三岁一钱,以意加减,金银薄荷汤调下。如一服搐定,即便用调胃气观音散二三服。如小儿再作气粗发搐,宜进鸡舌香散二三服。

55. 豆卷散《幼幼新书》引钱乙

【组成】大豆黄卷(水浸黑豆生芽是也,晒干)、板蓝根、贯众、甘草(炙)各一两。

【主治】小儿慢惊多用性太温及热药治之。有惊未退而别生热证,有病愈而致热证者,有反为急惊者甚多。当问病者几日,因何得之,曾以何药疗之,可用解毒之药,无不效,宜此方。

【用法】上四味同为细末。每服半钱至一钱,水煎,去滓服,甚者三钱。浆水内入油数点煎,又治吐虫。服无时。

56. 罢搐丸《幼幼新书》引陶善化

【组成】黑附子、白茯苓、蝎、白附子、僵蚕、天南星各一两,人参二钱,花蛇一钱,天麻七钱,乌蛇四钱,朱砂六钱,青黛四两,脑、麝各少许,水银与黑铅一处,火上熔结成砂子(二物等分,熔一料约用一分)急(入水银砂子)慢(不用水银砂子,又不用龙脑)。

【主治】急慢惊风。

【用法】上用石脑油为丸如鸡头大。每用一丸,金银薄荷汤下,此急惊风。如慢惊风,烧青竹沥油化下。

57. 治小儿惊风方△《幼幼新书》引《保生信效方》）

【组成】芭蕉自然汁。

【主治】小儿惊风。

【用法】时时呷一二口,甚者服及五升,必愈。

58. 褊银丸《幼幼新书》引王氏《博济方》）

【组成】水银二两,黑铅(同结砂子)一分,川巴豆(去皮、心,醋煮令黄色,研)一两,黄明胶(慢火炙令黄)一片,百草霜(研)二两,香墨(研)一寸,腻粉(研)、干蝎(全整者)、铅白霜(研)、青黛(研)、牛黄(研)各一分。

【主治】小儿急慢惊风,涎潮,发搐不定。常服解心肺痰壅不利。

【用法】上件十一味,除合研药外,细杵,罗为末,再一处细研千百下,用粟米饭为丸如绿豆大,捻褊。每服五七丸。干柿汤下,薄荷汤亦得。更酌儿大小、肥瘦、虚实加减与服。唯利下青黏滑涎为效。

59. 镇心丸《幼幼新书》引王氏《博济方》）

【组成】金箔、银箔各三十片,牛黄(研)、龙脑(研)、龙齿各一钱,茯苓(去皮)、人参、防葵、铁粉(研)、朱砂(研)各半两,雄黄(研)、犀角(屑)、大黄(蒸)各一分。

【主治】小儿急慢惊风,搐搦不定,中焦壅热,化痰理惊。

【用法】上件一十三味都研匀细,以炼蜜为丸如小鸡头大。每服看儿大小,薄荷汤化下。如大人心神不定及多怔忪,亦宜服之。

60. 赤龙丹《幼幼新书》引《赵氏家传》）

【组成】牛黄、龙脑各一钱,犀角(末)、大黄(锦纹者,切作片子,湿纸煨熟,焙干)、腊茶、五灵脂(水飞,研细,焙干)各半两,麝香一钱半,朱砂(研细,一半入药,一半为衣)一两。

【主治】小儿急慢惊风。

【用法】上为末,滴水为丸如梧桐子大。每服一丸,磨刀水化下。量儿大小加减与服。

第六章

方药妙论

61. 天麻防风丸《《幼幼新书》引《赵氏家传》）

【组成】大天麻、防风、人参各半两,干蝎(全者,炒)、白僵蚕各二钱半,甘草(微炒)、朱砂(研)、雄黄、麝香各一钱,牛黄、天南星(切作片子,酒浸三日)各半钱,白附子(炮裂)一钱。

【主治】小儿急慢惊风,退风温邪热,疗惊悸,筋脉跳掣,精神昏闷,涎不利。

【用法】上件研,捣为细末,炼蜜为丸如梧桐子大。每服二丸,不计时,薄荷汤化下。

62. 走马夺命散《幼幼新书》引《张氏家传》）

【组成】白附子,黑附子,天南星,半夏。

【主治】小儿急慢惊风及破伤风。

【用法】上等分为末,并生使。大人每服半钱,小儿半字,葱茶调下。大人中风不语,小儿急慢惊风皆可服。

63. 朱砂饼子方《幼幼新书》引《张氏家传》）

【组成】天南星(炮)、白附子、白僵蚕(洗)各一钱,白花蛇(去皮、骨)三钱。

【主治】小儿急慢惊风。

【用法】上件为末,用天麻末、白面少许煮糊为丸如绿豆大。每服一饼子,朱砂为衣,用金银薄荷汤化下,不计时候。

64. 神仙丸《幼幼新书》引《张氏家传》）

【组成】朱砂(六钱,用五钱,以一钱为衣)、人参、沉香、全蝎(微炒)、白僵蚕(微炒)、天麻(炙)各半两,天南星(三两者,炮)一个,川芎一两,附子(六钱者,炮)一个,五灵脂(一两,只用八钱),乳香一钱半,蜈蚣(酒浸,和蛇头一处浸)二条,白花蛇头、乌蛇头(连皮骨酒浸三四宿)各一个,花蛇项后由七寸以后一两(和皮、骨,取七钱净肉,连蛇头一处浸),牛黄、麝香、脑子、没药、血竭、硇砂(细研)各一钱,雄雀(去膈置,内硇砂,用盐泥固济,文武火煅)一个。

【主治】小儿急慢惊风,兼治中风瘫痪。

【用法】上各事特净,为末,绝好酒为丸如弹子大。早晨用酒磨下。治中风瘫痪,大人每服半丸。小儿急慢惊风,一丸分四服,薄荷酒磨下。

65. 夺命丹(又名通天再造丹)《幼幼新书》引《张氏家传》

【组成】真牛黄、蟾酥、辰砂、天麻、麝香(真者)、乌蛇(真者)以上各一分,青黛、甜葶苈(微炒)各半两,独角仙(去足,使羽翼)一枚,桑螵蛸、夜行将军(蝎也)各十枚,真脑子(少许)。

【主治】小儿急慢惊风,不可细说。

【用法】上为末,细研乳钵内,用猏猪胆汁丸如黄米粒大。急慢惊风,天瘹,用新水煎薄荷金银汤化下一粒。如小儿病极,药不下,以小滴向鼻中,喷嚏,立灌下,万不失一,神效。

66. 黑神丸《幼幼新书》引《张氏家传》

【组成】乌头、草乌(并炮,去皮)、芎、香白芷、白僵蚕、羌活、甘草、灵脂(净洗)。以上各一两,修事洗净,一处焙,碾为末;好墨(一寸,同药为末),麝香一字。

【主治】头风,兼治小儿惊风。

【用法】上同为细末,用糯米二两碾为末,煮糊为丸如绿豆大,阴干。药使如后:头风,茶汤嚼下一丸;伤寒,生姜、葱、茶嚼下一丸;身上生疮,蜜酒嚼下一丸;肠风痔疾,煎胡桃酒嚼下一丸;妇人血气、血风,当归汤嚼下一丸;小儿惊风,薄荷水磨下,每一丸为两服;头痛,菊花酒嚼下一丸;老人常服以好酒嚼下一丸。

67. 治小儿急慢惊风方△《幼幼新书》引《张氏家传》

【组成】天南星(炮,去皮)、腻粉(用一半拌药末,留一半丸药时过度为衣)、半夏(去心,皮)、南粉各半两,白僵蚕、干蝎、麝香各一分,龙脑一钱。

【主治】小儿急慢惊风,兼治一百六十种风,身自摇动,半身不遂,积痰昏眩,疮癣瘙痒。

【用法】上件八味并生用,无风处捣,罗为末,煮糯米粥放冷和药,丸如梧桐子大。每服二丸,嚼破温酒下。如急风,口不开及口面㖞斜,研药三丸,以薄荷酒调,用葱青筒子灌入鼻内,须臾汗出,目自开。如伤寒,薄荷热酒下二丸,逡巡再服,瘥。妇人血气、产前、产后、瘫痪、风气,并用当归酒下二丸。小儿急慢惊风,用牛黄汤化下一丸,入口立瘥。

68. 嚏惊丸《幼幼新书》引《张氏家传》

【组成】牛黄、芦荟、熊胆各三皂皂大,生蟾酥(眉间取有,可用十个),朱砂两皂皂大,龙、麝各用半皂子大,雄黄五钱,全蝎(轻炒)半两,白矾(枯过)、防风(焙)、荆芥穗各一两。

【主治】小儿急慢惊风。

【用法】上除脑、麝外,一处细研匀,然后别研脑、麝细,入前药内,再研,用蟾酥,少添数粒粳米饭和匀,丸如芥子大。每服一丸,用倒流水化药。如小儿手足牵搐,灌鼻内,良久,打嚏即愈。如未定,再灌之,三次下嚏,恶候也,别用药治之。如疮疹倒靥及疮平黑色斑出,急用鸡子壳盛酒半壳,生猪血半壳,合盛一壳,用药两三丸化在内,火灰内暖热温,时时服之。重午日取酥合药,灵验也。

69. 矾皂丸《幼幼新书》引《张氏家传》

【组成】北矾(如无北矾,只南矾亦可,使火飞过)一两半,半夏(姜汁浸一宿,焙)、天南星(切作片,浓皂角水浸一宿,慢火熬令干焙)、白僵蚕(择直者方可用,一半醋浸一宿,一半生用)各半两。

【主治】小儿急慢惊风涎及去风痰,利胸次,常服永无痰疾妙方。

【用法】上件药并用,碾、罗为末,姜汁煮糊为丸如梧桐子大。每十粒至二十粒淡姜汤吞下,如喉痹热痛,含化,烂嚼,薄荷新汲水冲下。甚者及缠喉风,皂角水一茶脚,研一二十粒灌下。小儿急慢风涎,皂角水研碎揩齿上。常服,食后临卧姜汤下。不损津液,化涎为水。

70. 钩藤散方《幼幼新书》引《王氏手集》

【组成】钩藤、人参、白茯苓、川芎、蝎(炙)、白僵蚕(炒)、甘草(炙)各二钱,羌活、黄芩、天南星(姜制)、半夏(姜制)。

【主治】小儿虚风化涎,牙关紧,急慢惊风。

【用法】上件为细末。每服半钱,金银薄荷汤调下。

71. 立效散《幼幼新书》引《王氏手集》

【组成】藿香、蝎(略炒)各二两,麻黄(去节)一两,细辛半两。

【主治】小儿急慢惊风。

【用法】上为末。每一字半钱至一钱,藿香汤调下。或先服至圣丸,次服此药。

72. 黑虎子惊药（《幼幼新书》引《王氏手集》）......

【组成】天麻、蝎尾、京墨、白附子、脑、麝各一钱，真珠（末）半两，金银箔各十片。

【主治】急慢惊风，天瘹似痫者，并皆神效。

【用法】上件十味碾细，以白面十钱，滴井花水调作薄生糊，为丸如鸡头大或樱桃大。每服一丸，薄荷汤化下。

73. 铁刷散（《幼幼新书》长沙医者相传）......

【组成】上用好者黄丹末，不以多少，用花叶纸三重包，以线系，又用生绢两重裹了，紧扎。长江水浸七日，一日一换，数足，漉控稍干，于重五日用炭火三斤一煅，药上有珠子为度，去火，吹去灰，研为末。

【主治】小儿急慢惊风，潮搐上视，不省人事。

【用法】每服一字或半钱，浓煎薄荷汤化下。其药倾是频用手指研灌方得。

74. 治小儿急慢惊风方（一）△（《幼幼新书》长沙医者丁时发传）......

【组成】胆矾（煎白汤，浸一二宿，漉干，细研）、石碌（细研，水淘泥去及石碌下面者，收干末）、白僵蚕（炒末）各一钱，雄黄、蝎（末）各半钱，上并细研如粉。

【主治】小儿急慢惊风，手足眼搐，顽涎，壅聋，耳鸣。

【用法】每用一字或半钱，薄荷汤下，大小加减。

75. 红绵散（《幼幼新书》长沙医者丁时发传）......

【组成】天麻（炮）、麻黄（去节）各一分，全蝎、破故纸各一钱。

【主治】小儿急慢惊风，手足眼搐，痫疾，吐泻不安。

【用法】上为末。每用半钱，水六分，红绵少许，煎四分，温服。

76. 铁粉散（《幼幼新书》引长沙《胡氏家传》）......

【组成】铁粉二钱，荆芥穗、薄荷、天南星（常法制）、全蝎各一钱，脑子、麝香各半钱。

【主治】小儿急慢惊风，搐搦，目视上，不省人事，大小肠不通利。

【用法】上为末了，同细研。每服一字，用鹅梨汁调下。

77. 鲊汤丸（《幼幼新书》引《惠眼观证》）

【组成】龙脑、麝香各一字，青黛（炒，末）抄三钱半，白丁香（炒，末）抄三钱，水银、轻粉、天南星（炒，末）、滑石（炒，末）各抄二钱，巴豆（浸去皮，烂研，用纸裹，去油，再研）三十六粒。

【主治】下涎，治急慢惊风，伤寒呕逆，壮热，大小便闭塞，腹胀，虚膨，渴水、疳虫攒心、赤白滞痢，惊膈，霍乱吐泻，脾风等疾。

【用法】上研合和，令匀，入巴豆霜内，一向研三四百下，又倾出，研脑、麝，方入前药，都研，复倾出，研饭少许，如硬，入水数滴令匀烂，方却用药为丸，如绿豆大。一岁下十五丸，二岁下二十丸，三四岁下二十五丸，五六岁下三十二丸，余更随大小虚实加减。下疳虫攒心，用皂子二十一个炮，裹槌损，煎汤下；赤白滞痢，小鱼鲊煎汤下；其余候并以葱白煎汤下。一更时吃至天明，通下青白黏涎。候众人食时，先以淡粥补之，次进匀气散。忌生硬食两日，仍进此药。涎末下，次不得吃水。如患急惊，只以此药槌碎下，亦吐涎来，或慢惊至第二日、第三日补实脾气，下此药压涎亦得。不拘时候。

78. 黑丸（《幼幼新书》引《良方》）

【组成】腻粉一钱半，墨、白面、芦荟各一钱，麝香、龙脑、使君子（去壳，面裹煨熟）、牛黄、青黛各半钱。

【主治】小儿急慢惊风。

【用法】上面糊丸梧桐子大。每服半丸，薄荷汤研下，要利即服一丸。

【方论】楚州小儿医王鉴卖此药致厚，《产鉴》神之，未尝传人。予得之，乃常人家睡惊丸，小不同耳。治惊风极效，前后用之，垂死儿一服即瘥。

79. 妙香丸（《卫生宝鉴》）

【组成】巴豆（去皮心膜，炒熟，研如面油）三百一十五粒，牛黄（别研）、龙脑（别研）、腻粉（研）、麝香（研）各三两，辰砂九两，金箔九十片。

【主治】小儿惊痫。

【用法】上合研匀，炼黄蜡六两，入白沙蜜三分同炼，令匀，为丸，每两作三十丸。小儿惊痫，急慢惊风，涎潮搐搦，蜜汤下绿豆大二丸。

80. 天麻散（《卫生宝鉴》）

【组成】半夏七钱，老生姜、白茯苓（去皮）、白术各三钱，甘草（炙）三钱，天麻二钱半。

【主治】小儿急慢惊风,其效如神;及大人中风涎盛,半身不遂,言语难,不省人事。

【用法】上剉,用水一盏,磁器内同煮,水干,焙为末。每服一钱半,生姜枣汤调下,无时。大人三钱。

81. **夺命丹**(《世医得效方》)

【组成】蛇含石(醋淬七次)、大赭石(淬同上)各一两,全蝎(去毒)五个,铁孕粉半两。

【主治】急慢惊风。

【用法】上为末,每服一钱,薄荷煎汤,入雄鸡冠血少许。潮热,入朱砂。病安,常用安神丸。

82. **琥珀散**(《婴童百问》)

【组成】辰砂一钱半,琥珀、牛黄、天麻、僵蚕(炒,去丝嘴)、全蝎(去毒)、白附子、乳香、蝉蜕各一钱,麝香半钱,代赭石(煅,醋淬过七次)一钱,片脑一字,牛胆南星一钱。

【主治】小儿急慢惊风,涎潮昏冒,目睛搐搦,惊吊肚疼,及和顺痘疮,小可惊哭,眠卧不安,入口立效,惊痫时攻发作,常服永除病根。

【用法】上为末,三岁一钱,薄荷汤下,慢惊加附子一分。

83. **千金散**(《万病回春》)

【组成】全蝎(炙)、僵蚕各三分,朱砂四分,牛黄六厘,冰片、黄连、天麻各四分,胆星、甘草各二分。

【主治】小儿一切痰喘,急慢惊风,虽至死,但能开口灌下,无不活者。

【用法】上为末,每用五七厘,薄荷、灯心、金银煎汤,不拘时调下。

84. **保生锭**(《万病回春》)

【组成】牛黄三钱,天竺黄、辰砂各一两,雄黄三钱,麝香五分,片脑五分,琥珀一两,珍珠五钱,大赭石(火煅七次)三钱,蛇含石(火煅七次)三钱,金银箔四帖,天麻、防风、甘草、茯苓(去皮)、人参各三钱,僵蚕、血竭各五钱,远志(去心)三钱,陈皮、牛胆南星各一两。

【主治】小儿急慢惊风,痰涎壅盛,胎惊内吊、多啼、夜间恍惚不宁、久患癫痫、咳嗽发热、夏月中暑发搐皆治。常服,镇惊安神宁心。

【用法】上为细末,用米粉糊为锭,辰砂为衣,用薄荷汤化下。

85. 大圣夺命金丹《万病回春》

【组成】天麻(泡)、全蝎(去毒)、僵蚕(炒)、胆星、防风(去芦)、羌活、白附子(炮)、茯神(去皮木)、川芎、远志(泡,去心)、桔梗(去芦,炒)、石菖蒲、半夏(姜制)、人参(去芦)、白术(去芦)、茯苓(去皮)、酸枣仁(炒)、荆穗、细辛各五钱,川乌(炮,去皮、脐)一个,乌蛇尾(酒浸,炙)五钱,甘草、大赤头蜈蚣(一条,薄荷汁浸、焙)、沉香、犀角、羚羊角、辰砂(水飞)、珍珠、琥珀各一钱,天竺黄一两,牛黄一钱五分,雄黄、麝香各一钱,金箔三十片,银箔四十片。

【主治】小儿急慢惊风,癫痫天吊,客忤物忤中恶,及初生脐风、撮口著噤、胎惊胎痫、牙关紧急、惊风痰热、搐搦掣颤、反弓窜视、昏闷不醒,但是一切惊风危恶紧急之症并皆治之,其效如神。其他惊药俱不及此,真起死回生之良剂也(杨绳雨传)。

【用法】上为末,姜汁打糊为丸,如芡实大,朱砂为衣。每服一丸,用金银同薄荷煎汤研化,不拘时服。

86. 紫金锭子《万病回春》

【组成】人参(去芦)、白术(去芦)、白茯苓(去皮)、白茯神(去皮木)、山药(炒)、乳香、赤石脂(醋煅七次)、辰砂各三钱,麝香一钱。上为末,以糕一两为丸,如弹子大,金箔为衣。

【主治】急慢惊风,涎潮发搐,或吐或泻,不思饮食,神疲气弱。

【用法】用一粒,薄荷汤研化服。

87. 至圣保命丹《寿世保元》

【组成】南星(炮,去皮,用白矾水浸一宿,再出晒干,再用生姜水浸一宿,晒干再炒)、半夏(同上制)、薄荷、青黛各一两,全蝎(去尾尖)、天麻、白附子(略炒)、僵蚕(姜汁炒)、防风、郁金、甘草各五钱,麝香少许,朱砂(为末)五钱。

【主治】小儿胎惊内吊,肚腹坚硬,目睛上视,手足搐搦,角弓反张,痰热咳嗽,一切急慢惊风,并皆治之。

【用法】上为细末,炼蜜为丸,朱砂为衣,芡实大,每服一丸,灯心、薄荷汤化下。

88. 通关散《婴童类萃》⋯⋯⋯⋯⋯⋯⋯⋯⋯⋯

【组成】猪牙皂角一钱,生半夏一钱,北细辛三分。

【主治】急慢惊风,昏迷不醒。

【用法】共碾细末,用灯心醮药入鼻孔,得喷涕为验,不则难疗。用姜汤调少许服之,亦效。

89. 大抱龙丸《婴童类萃》⋯⋯⋯⋯⋯⋯⋯⋯⋯⋯

【组成】天竺黄二钱,珍珠二钱,僵蚕三钱,人参三钱,胆星五钱,雄黄二钱,琥珀二钱,神砂(为衣)二钱,礞石五钱,牛黄一钱,犀角(镑)五钱,甘草一钱,麝香五分,冰片一分。

【主治】小儿急慢惊风,手足抽掣及伤风咳嗽,神昏多睡,一切中风、中暑、中恶、痰厥喘急并效。

【用法】各取净末,加白丸子末五钱,甘草煎膏丸,芡实大,金箔为衣,姜汤下。

90. 安神丸《婴童类萃》⋯⋯⋯⋯⋯⋯⋯⋯⋯⋯

【组成】人参、白术(炒)各五钱,茯苓五钱,甘草二钱,羌蚕(炒)、桔梗各二钱五分,全蝎(炙)五个,麦冬五钱,酸枣(炒)五钱,木香三钱,辰砂五钱,大赭石(醋煅七次)一两。

【主治】急慢惊风,安神镇心,消痰顺气,育养心神,心经伏热,夜啼并效。

【用法】为末,蜜丸,芡实大,每服一丸,薄荷、灯心汤下。

91. 黑神丸《婴童类萃》⋯⋯⋯⋯⋯⋯⋯⋯⋯⋯

【组成】胡粉一钱五分,香墨一钱,芦荟一钱,牛黄五分,青黛五分,使君子(煨)一钱,飞罗面一钱,麝香、冰片各半分。

【主治】急慢惊风,身热癥瘕,兼风等症。肝疳并效。

【用法】为末,糊丸,桐子大,每服三五丸,薄荷汤下。要微利再加数丸。

92. 睡惊丸《婴童类萃》⋯⋯⋯⋯⋯⋯⋯⋯⋯⋯

【组成】使君子5个,金箔5片,银箔3片,脑、麝少许,腻粉半钱,香京墨似枣尖大。

　　附方:天麻定惊丸《婴童类萃》⋯⋯⋯⋯⋯⋯⋯⋯⋯⋯

【组成】天麻(明)、僵蚕(炒)、防风、人参各五钱,甘草、朱砂、全蝎各三钱,雄黄一钱五分,牛黄一钱,麝香三分。

【主治】小儿急慢惊风,身体壮热,精神恍惚,痰涎多睡,惊悸不安,手足搐搦,并宜服之。

【用法】为末,蜜丸,芡实大,每服一丸,薄荷汤下。

93. 牛黄丸(《婴童类萃》)

【组成】牛黄二钱,胆星五钱,乳香五钱,人参三钱,天麻五钱,防风四钱,全蝎(炙去足)五个,茯神四钱,僵蚕(炒)三钱,朱砂三钱,麝香二分,冰片五厘。

【主治】急慢惊风,发搐痰壅,及吐泻生风。

【用法】为末,炼蜜为丸,芡实大,朱砂为衣,荆芥薄荷汤下。

94. 牛黄散(《婴童类萃》)

【组成】胆星五分,牛黄一分,天竺黄二分,珍珠(煅)一分,朱砂三分,雄黄一分五厘,蓬砂五厘,冰片二厘。

【主治】治症同前。惊风、变易皆可服。

【用法】为细末,每服三五分,生姜、薄荷汤下。

【方论】八宝散加琥珀一分,

95. 牛黄丸(《婴童类萃》)

【组成】胡黄连、犀角屑、白茯各五钱,川芎四钱,人参、天竺黄、钩藤、龙齿各三钱,木香一钱五分,麝香三分,牛黄二钱,冰片一分。

【主治】治症同前(指93方,牛黄丸)。二方并效。

【用法】为末,蜜丸,芡实大,每服一丸,薄荷汤化下。

96. 青州白丸子(《婴童类萃》)

【组成】半夏(生)七两,南星(生)三两,白附子(生)三两,川乌(去皮脐,生用)五钱。

【主治】小儿急慢惊风,及中风、中恶,痰涎壅上,一切诸风痰症。大人并宜服此。

【用法】为末,绢袋盛之,用新汲水摆,次以手揉,有渣再研、再揉,药尽为度。入瓷盆内,日晒夜露,换水又晒,过七日晒干研末,面糊为绿豆大。小儿三五丸,大人十五丸,生姜、薄荷汤下。

97. 真方白丸子（《婴童类萃》）

【组成】半夏（汤泡去次）、南星（洗焙）、白附子（炮）、川乌（炮去皮脐）、明天麻、全蝎各等分。

【主治】治症同前，及麻木、瘫痪、风痰、膈壅之疾。

【用法】为末，姜汁打糊为丸，如前用法。小儿惊风，生姜薄荷汤下。

98. 南星散（《婴童类萃》）

【组成】天南星（重八九钱）一个，琥珀、全蝎（炙）各一钱。

【主治】驱风豁痰，急惊、慢惊、阴痫并效。

【用法】地上作小坑，深四五寸许，用炭烧红，以醋半盏洒入坑中，入星于内，以火炭条密盖之，又用盆盖上；一伏时取出，焙干为末，加琥珀、全蝎拌匀。每服五分，生姜、防风汤下。

99. 开关散（《保幼新编》）

【组成】蜈蚣一条（金头赤足者，可用酒浸炙）、白僵蚕（去觜，干炒）、南星（炮，干制）各一钱，麝香一字，猪牙、皂角（略烧存性）各三挺。

【主治】急、慢惊噤不开。

【用法】上为末，以手点姜汁，蘸药少许擦牙，或用物引滴入药二三点于口中，涎出开关。窃观此剂，虽入毒材，不可多饮之药。然小儿有此症，施之无妨（小儿能全纯阳之气，而未破阴，故虽服毒剂少许，不至大损故也）。

100. 截风丸（《保幼新编》）

【组成】天麻、白僵蚕（去觜，干炒）、蜈蚣（一条）、白附子（炮制依本草去）、防风、朱砂、全蝎（干炒）各一钱，麝香一字。

【主治】急惊风、慢惊风、痰搐及急惊变成慢惊等症，宜用此截之。

【用法】上蜜丸梧桐子大，薄荷汤调下。

【方论】此剂止惊、化痰、截风之要药，但多入毒材，病虽服此减歇，而其奈戕性损元何？须去蜈蚣，且减白附子五分，去南星而代入贝母，加人参二钱、雄黄五分制之可也。

101. 大安神丸（《保幼新编》）

【组成】酸枣仁（去皮，研粉，炒）、甘草（炙）各五分，白僵蚕、桔梗尾各一钱二分半，人参、赤茯苓、白术、朱砂、麦门冬（去心）、木香、代赭石（醋煮，各二钱半,此方真品难得,代入雄黄一钱亦可),全蝎(姜炒)三枚,金、银箔各三片,上蜜丸梧子大,金银箔为衣。

【主治】急慢惊风。安神定惊,又能治心热夜啼。

【用法】薄荷汤化下一二丸。此剂性味和平,且兼补泻,惊风新瘥后作丸或作汤,常常服之可也。

102. 至圣宝命丹《小儿推拿广意》

【组成】天南星(炮)、僵蚕(炒去丝嘴)、防风各五钱,全蝎(三十个,去毒,酒洗、焙)、白附子(炮)、天麻(煨)、蝉蜕各四钱,雄黄一钱,麝香(少许)。

【主治】胎惊抽搦痰盛,及一切急慢惊风。

【用法】上为末,蜜丸一钱重,朱砂金箔为衣,薄荷灯心汤化下。

103. 保生锭《小儿推拿广意》

【组成】代赭石(醋煅七次)、蛇含石(醋煅七次)各二两,僵蚕、胆南星、钩藤钩、白茯神各一两,全蝎、天麻、枳实各五钱,白附子(炮)、薄荷叶各四钱,天竺黄六钱,朱砂五钱,雄黄三钱,冰片一钱,麝香四分。

【主治】通治急慢惊风,痰涎壅塞,口眼歪斜,四肢搐搦,天瘹惊惕,并睡中惊跳,夜啼惊哭及跌扑惊恐,并宜服之。

【用法】上为末,水煮糯米糊和成锭,每锭重五分。薄荷汤化服,慢惊枣汤化服,夜啼不安灯心汤下。

104. 夺命散《小儿推拿广意》

【组成】青礞石(一两入罐子内,同焰硝一两炭火煅通红,须硝尽为度,候冷如金色取用)。

【主治】大能控风涎,不问急慢惊风,痰盛壅塞,其响如潮,药难下咽,命在须臾,先用此药入喉,痰即坠下,功有万全,夺天地之造也。

【用法】上为细末,急惊风,痰壅上,身热如火,用生薄荷自然汁,入蜜调微温服之,良久其药自裹痰坠下,从大便出,如稠涕胶黏,乃药之功也,次服退热祛风截惊等药。

【方论】慢惊风亦以痰涎朝上,塞住咽喉,药食俱不能入,医者技穷势迫以待其尽,但用此药。以青州白丸子再研为末,煎如稀糊,熟蜜调下,其涎即坠入腹。次服术、附等药。

105. 治急慢惊风、吊眼、撮口、搐搦不定方[△] 《串雅内外编》

【组成】代赭石火烧醋淬十次,细研水飞晒干。

【主治】急慢惊风、吊眼、撮口、搐搦不定。

【用法】每服一钱或五分,金器煎汤调下,连服三剂。小儿足胫上有赤斑,即是惊风气已出,病即安也。无斑点者不可治。

106. 探生散 《串雅内外编》

【组成】雄黄、没药各一钱,乳香五分,麝香二分半。

【主治】小儿急慢惊风,诸药不治,以此定其死生。

【用法】共为末,用少许吹入鼻中,有眼泪鼻涕可治。

107. 还魂丹 《串雅内外编》

【组成】二寸蜈蚣,一分麝香,四两白芷、天麻,更加黄花子二钱。

【主治】急慢惊风吹鼻。

【用法】共为末,吹鼻即苏。

【方论】死在阴司要返家。

108. 定风丹 《医学衷中参西录》

【组成】生明乳香三钱,生明没药三钱,朱砂一钱,全蜈蚣(大者一条),全蝎一钱。

【主治】初生小儿绵风,其状逐日抽掣,绵绵不已,亦不甚剧。

【用法】共为细末,每小儿哺乳时,用药分许,置其口中,乳汁送下,一日约服药五次。

【方论】此方以治小儿绵风或惊风,大抵皆效。而能因证制宜,再煮汤剂以送服此丹,则尤效。

三、急惊风

1. **天南星丸方** 《幼幼新书》引《圣惠》

【组成】天南星(炮裂)、水银(以少枣肉研,令星尽)、朱砂(细研)各一分,金、银箔(并细研)各二十片,麝香(细研)一钱,巴豆(去皮,心,研纸裹压去油)一枚。

【主治】小儿急惊风,痰涎壅毒,壮热腹胀。

【用法】上件药捣,罗天南星为末,都研令匀,炼蜜和丸如黍米大。一岁儿每服以暖水下一丸,取下恶物为效。二岁以上加丸服。

2. **青黛丸方**《幼幼新书》引《圣惠》

【组成】青黛(细研)二分,蛇头(涂酥,炙令黄)一枚,白僵蚕(微炒)一两,半夏(汤洗七遍去滑,张涣用一两)半两,蟾酥(如柳叶大,铁器上焙)三片。

【主治】小儿急惊风。

【用法】上件药捣,罗为末,以酒煮面糊和丸如绿豆大。不计时候,以薄荷汤化下三丸。量儿大小临时加减。

3. **续随子丸方**《幼幼新书》引《圣惠》

【组成】续随子(去皮,别研)、青黛、芦荟、胡黄连(末)、麝香各一分。

【主治】小儿急惊风,壮热烦乱,大便结涩。

【用法】上件药都细研,以糯米饭和丸如梧桐子大。不计时候,以薄荷汤或温水化破一丸服。未瘥再服。

4. **朱砂丸方**《幼幼新书》引《圣惠》

【组成】朱砂、砒霜各一分,豉三百粒,皂角(炙黄焦)一寸,巴豆(去皮、心,研,纸裹压去油)十五枚。

【主治】小儿急惊风,兼去心间涎。

【用法】上件药先研朱砂、砒霜为粉,次入豉、巴豆,都研令细,以枣肉和丸如黍米大。一二岁儿每服以温水下一丸服,得吐泻为效。

5. **坏涎丸方**《幼幼新书》引《圣惠》

【组成】水银(以少枣肉研,令星尽)、雄黄、朱砂(并细研)各一分,铅霜、甘草各半分。

【主治】小儿急惊风,喉中涎,吐不出,咽不入。

【用法】上件药都细末研,以糯米饭和丸如黍米大。每服以梨汁下二丸,化涎尽为度。

6. **水银丸方**《幼幼新书》引《圣惠》

【组成】水银(以少枣肉研,令星尽)、天南星(生用)各一分,蚰蜒(编者按:鼠妇)(生用,去足)半两。

【主治】小儿急惊风,化顽涎,利胸膈。

【用法】上件药捣,罗为末,以枣肉和丸如绿豆大。不计时候,以薄荷汤下两丸。量儿大小以意加减。

7. 必效碧霞丹方《幼幼新书》引《圣惠》⋯⋯⋯⋯⋯⋯⋯⋯⋯⋯⋯⋯

【组成】硫黄半分,腻粉一钱,青黛一分,巴豆(研,去油)七粒。

【主治】小儿急惊风。

【用法】上件药都研令细,用软饭和丸如黍米大。不计时候,以薄荷汤下二丸。量儿大小加减服之。

8. 抵圣丸方《幼幼新书》引《圣惠》⋯⋯⋯⋯⋯⋯⋯⋯⋯⋯⋯⋯⋯

【组成】水银半两,麝香半分,天南星(生用)一两。

【主治】小儿急惊风,搐搦,坠涎。

【用法】上件药捣天南星为末,次入水银,又以石脑油同捣,硬软得所;以麝香捣三二百杵,丸如绿豆大。不计时候,以薄荷汤化破一丸服之。量儿大小加减。

9. 天麻丸方《幼幼新书》引《圣惠》⋯⋯⋯⋯⋯⋯⋯⋯⋯⋯⋯⋯⋯

【组成】天麻、雄黄、天竺黄、麝香(此三味各细研)、乌蛇肉、蝉壳、干蝎、桂心、天南星、白芷、白附子、腻粉、半夏(汤洗七次,去滑),以上各一钱。

【主治】小儿急惊风,四肢抽掣,拘急壮热,或则口噤。

【用法】上件药并生用,捣、罗为末,都研令匀,煮枣肉和丸如绿豆大。不计时候,以薄荷酒下三丸。量儿大小,以意加减。

10. 犀角丸方《幼幼新书》引《圣惠》⋯⋯⋯⋯⋯⋯⋯⋯⋯⋯⋯⋯

【组成】犀角(屑)、牛黄、脑、麝、天竺黄(并细研)、天麻、天南星、白附子(炮裂)、桂心、蝉壳、乌蛇肉、干蝎、铅霜、水银、硫黄(与水银结砂子,细研)以上各一分。

【主治】小儿急惊风,遍身壮热,心多惊悸,睡卧不安,手足跳掣,胸膈多涎。

【用法】上件药并生用,捣、罗为末,入已研药,再研令匀,炼蜜和丸如绿豆大。不计时候,以薄荷汤下三丸。量儿大小临时加减。

11. 定生丸方《幼幼新书》引《圣惠》

【组成】雀儿饭瓮(内有物)、蟾头(涂酥,炙令焦黄)各一两,乌蛇(酒浸者,以去皮、骨,炙令黄)半两,猪牙皂角(去皮,涂酥,炙令焦黄,去子)、天麻、干蝎(微炒)、瓜蒂、天南星、青黛、朱砂、脑、麝、雄黄、牛黄(以上六味细研)、蜣螂(微炒,去翅、足)、腻粉、曲头棘针、熊胆,以上各一分,藜芦(去芦头)、半夏(汤洗七遍,滑)各半分。

【主治】小儿急惊风,遍身壮热,筋脉不利,手足抽掣,口噤面青,痰涎壅滞,及疳气所攻,肌体瘦弱。

【用法】上件药捣,罗为末,以猪胆汁和丸如绿豆大。每先以温生姜汤研一丸,灌在鼻内,得嚏后,以生姜薄荷汤下三丸。量儿大小以意加减。

12. 救生丹方《幼幼新书》引《圣惠》

【组成】龙脑、牛黄、雄黄、朱砂、芦荟、胡黄连(末)、铅霜、麝香、天竺黄、曾青、真珠、犀角、干蝎(末),以上各一钱,金、银箔各五十片,雀儿饭瓮(内有物者)三七枚。

【主治】小儿急惊风,四肢搐掣,多涎沫,身热如火,心神惊悸,发歇不定。

【用法】上件药都研为末,五月五日合和,用大活蟾十枚,于眉间各取酥少许,同研令匀,入饭和丸如弹子大。着瓷碗内,用黄梢活蝎四十九枚着碗内,令药弹丸触蝎,毒蜇入药内,候毒尽,放蝎,然后重研药弹令匀,丸如绿豆大。不计时候,以薄荷汁先研一丸,滴在鼻内,男左女右,候嚏,即以薄荷酒服两丸。量儿大小以意加减。

13. 雄黄丸方《幼幼新书》引《圣惠》

【组成】雄黄、乳香、朱砂、牛黄各一分,麝香、白矾(灰)、铅霜、熊胆、蝎梢(微炒)各半分,蟾酥半钱。

【主治】小儿急惊风,四肢抽掣,牙关紧急,头热足寒。

【用法】上件药都研为末,以糯米饭和丸如绿豆大。不计时候,以温水化三丸服之。量儿大小以意加减。

14. 神效蝎尾散方《幼幼新书》引《圣惠》

【组成】蝎尾(生用)二十一枚,白附子尖(生用)二十七个,腻粉(研入)一钱,附子尖(生用)二七个,半夏底(汤洗,去滑)、天南星底(生用)、乌头尖(去皮,生用)各一七枚。

【主治】小儿急惊风。

【用法】上件药捣,细罗为散。每服以薄荷汤调下半字。若儿在百日内者,一字可分为四服。如要作丸,即以枣肉和丸如绿豆大,以马兰草汤下一丸。临时看儿大小加域。

15. 返魂丸子方《幼幼新书》引《圣惠》

【组成】独角仙(去翅、足,于瓷合烧,勿令烟出,研为末)二枚,白僵蚕(微炒)、白附子、天南星、干姜(并炮裂)、牛黄(细研)、青黛(研)、甜葶苈(炒令紫色)、乌蛇肉(炙令黄)、朱砂(细研,水飞过)各半两。

【主治】小儿急惊风。

【用法】上件药捣,罗为末,用猪胆汁并蟾酥如豇豆大,和丸如粟米大。先以酒化一丸,滴在鼻中,即以酒或水下二丸。若不嚏,则不再下药。

16. 定命丹方《幼幼新书》

【组成】独角仙(去皮、翅、足)半钱,蟾酥(豇豆大),桑螵蛸一枚,天浆子七枚,犀角(屑)、牛黄、雄黄、天竺黄、青黛(各细研)、朱砂(细研,水飞过)、天南星、白附子、龙胆(去苗)各半两,麝香(细研)、干蝎梢、腻粉各一分。

【主治】小儿急惊风。

【用法】上件药并生用,捣、罗为末,以猯猪胆汁和丸如黄米粒大。每服先以温水化破一丸,吹鼻内,得嚏五七声,即以薄荷水下二丸。量儿大小以意加减。

17. 牛黄丸方《幼幼新书》引《圣惠》

【组成】牛黄、麝香(并细研)、干蝎、晚蚕蛾(并微炒)、波斯青黛(研入)各一分,蜣蜋(微炙)、蚱蝉(微炙,去翅、足)各三枚。

【主治】小儿急惊风,壮热,筋脉拘急,腰背强硬,时发搐搦。

【用法】上件药捣,罗为末,以糯米饭和丸如麻子大。一二岁儿每服用薄荷汤下三丸。三四岁儿每服五丸,不计时候。量儿大小,以意加减服之。

18. 天浆子丸方《幼幼新书》引《圣惠》

【组成】天浆子(内有物者)一七枚,牛黄、麝香(各细研)、白附子(炒)、犀角(屑)、半夏(汤洗七次,去滑)各一分,蟾酥一钱,猪胆(取汁)一枚。

【主治】小儿急惊风。

【用法】上件药捣,罗为末,用面糊入胆汁同和丸如黄米大。不计时候,以薄荷汤下三丸。量儿大小以意加减(此方与慢惊风门中《圣惠》麝香丸味同而分两不同)。

19.《圣惠》又方(《幼幼新书》)

【组成】白附子、天南星(并炮裂)、干蝎(微炒)各一分,天浆子(内有物者)二七枚,乌驴耳塞(别研)皂角子大。

【主治】小儿惊风。

【用法】上件药捣,罗为末,研入驴耳塞,令匀,用糯米饭和丸如绿豆大。不计时候,以熟酒研三丸服之。量儿大小以意加减。

20. 牛黄丸方(《幼幼新书》引《圣惠》)

【组成】牛黄(细研)、蜘蛛(微炒)、腻粉、半夏(汤洗七次,去滑)、天南星(炮裂)、麝香(细研)各一分,朱砂(细研,水飞过)半两,天浆子(内有物者)三七枚。

【主治】小儿急惊风,化涎镇心。

【用法】上件药捣,罗为末,入细研药令匀。用烧粟米饭和丸如黍米大。不计时候,以荆芥汤下五丸。量儿大小以意加减。

21. 白附子丸方(《幼幼新书》引《圣惠》)

【组成】白附子(炮裂)、白僵蚕(微炒)、牛黄、麝香(并细研)、甜葶苈(隔纸炒令紫色)、蜣螂(微炒,去翅、足)各一分,干蝎(微炒)、青黛(细研)各半两,乌蛇肉(酒拌,炙令黄)三分,蟾酥半钱,天浆子(内有物者)二七枚,朱砂(半两,细研,水飞过)。

【主治】小儿急惊风,手足抽掣。

【用法】上件药捣罗为末,以猪胆汁和丸如绿豆大。每先以冷水研一丸,滴入鼻中,候嚏一两声,便以温水研三丸服之。或吐出黏涎,得睡便瘥。

22. 龙脑丸方(《幼幼新书》引《圣惠》)

【组成】龙脑、雄黄、芦荟、牛黄、铅霜(以上各细研)、丁香、木香、犀角(屑)、天浆子、胡黄连、蝎尾、白花蛇(酒浸,去皮、骨,炙令黄),以上各一分,蟾酥(研入)半分。

【主治】小儿急惊风,身热口噤,四肢挛搐。

【用法】上件药捣,罗为末,炼蜜和丸如梧桐子大。每服以桃心汤研下三丸。量儿大小加减服之。

23. 百灵丸方《幼幼新书》引《圣惠》 ·····

【组成】黑铅、水银(与黑铅二味同结作砂子,细研)、天南星、白附子(各炮裂)、干蝎、蝉壳(各微炒)、天麻、牛黄(细研)各一分,麝香(细研)一钱。

【主治】小儿急惊风,化涎除搐搦。

【用法】上件药捣,罗为末,糯米饭为丸如黍米大。不计时候,温酒下三丸。

24. 真珠丸方《幼幼新书》 ·····

【组成】真珠(末)、白附子(末)、天南星(末)各半两,滑石(末)、腻粉各一分,巴豆(去皮,水浸三日,取出曝干,研如膏)三十粒。

【主治】小儿急惊风,多发搐搦,或夹食腹痛,面色变青,或大小便不通。

【用法】上件药都研令匀,以糯米饭和丸如黄米大。百日以上儿以葱白汤下一丸,一岁两丸,三四岁儿三丸。更量儿大小,看病虚实加减服。

25. 虎睛丸方《幼幼新书》引《圣惠》 ·····

【组成】虎睛(酒浸,炙令干,先捣末)一对,牛黄、青黛(各细研)、腻粉各一分,麝香(细研)半分,干蝎(微炒)七枚。

【主治】小儿初生及月内急惊风,客忤邪气,发歇搐搦,涎聚上壅。

【用法】上件药都细研令匀,用蟾酥半钱,以新汲水少许浸化如面糊,搜前药末,丸如麻子大。初生及月内即以乳汁化下一丸,百日以上儿二丸,足一岁儿薄荷汤下三丸。更量儿大小,加减服之。

26. 追风丸方《幼幼新书》引《圣惠》 ·····

【组成】川乌头(炮裂,去皮、脐)、白僵蚕、干蝎(并微炒)各一分,白附子、干姜、天南星(并炮裂)各半分。

【主治】小儿急惊风甚者,宜服。

【用法】上件药捣,罗为末,煮槐胶和丸如黍米大。不计时候,以温酒下五丸。量儿大小以意加减。

27. 宣风丸方(张涣名祛风丹)(《幼幼新书》)

【组成】巴豆(去皮、心研,纸裹,压去油,张涣用五个)七枚,川乌头(炮裂,去皮、脐。张涣用一枚)一分,白附子、天南星(并炮裂)、腻粉(研入)各一分。

【主治】小儿惊风,头热足冷,口噤面青,筋脉抽掣,多痰涎疾状甚者,宜服。

【用法】上件药捣,罗为末,入巴豆、腻粉同研令匀,以枣肉和丸如黍米大。不计时候,以薄荷汤下二丸。量儿大小以意加减。牛黄、麝香、青黛各一分,硫黄半分,巴豆三枚(去皮、心,研,纸裹压去油)。上件药都研为末,以软饭和丸如黍米大。不计时候,以温水下二丸。量儿大小以意加减。

28. 干蝎丸方《幼幼新书》引《圣惠》)

【组成】干蝎(微炒)、腊月紫驴护肝(细切,炒令焦黄)、铅霜(细研)各一分,真珠(末)一钱,虎睛(酒浸、微炙)一对。

【主治】小儿急惊风,搐搦,口噤。

【用法】上件药捣,罗为末,用鸱枭脑髓和丸如麻子大。不计时候,以乳汁下一丸,神效。二岁以上加丸服之。

29. 青黛丸方《幼幼新书》引《圣惠》)

【组成】青黛、半夏(汤洗七次,焙干,麸炒黄色,为末)、蟾酥各一分,甘遂(末)、腻粉、脑、麝各一钱。

【主治】小儿急惊风,化痰涎,定搐搦,利脏腑。

【用法】上件药都细研,用汤化蟾酥和丸如粟米大。每服以薄荷汤化二丸,微泻是效,未泻再服。量儿大小加减服。

30. 鹤寿丹方《幼幼新书》)

【组成】天浆子(内有物者,微炒)七枚,蝉壳二七枚,牛黄、青黛、麝香(各细研)、蟾酥(研入)各一两,朱砂(细研,水飞过)、防风(去芦头)、乌蛇(酒浸、去皮、骨,炙令黄)各半两,蚕纸(烧灰)一张,地龙(微炒)三条。

【主治】小儿急惊风,口噤,手足抽掣,眼目直视,多吐涎沫,四肢壮热。

【用法】上药捣,罗为末,炼蜜和丸如黍米大。不计时候,以新汲水研下三丸。量儿大小以意加减。

31. **红丸子方**《幼幼新书》引《圣惠》)················

【组成】朱砂(细研,水飞过)、蝎尾(微炒)各半两,腻粉一分,巴豆(去皮、心,纸裹,压去油)五枚。

【主治】小儿急惊风,壮热,吐涎。

【用法】上件药研为末,用面糊和丸如黍米大。不计时候,以桃仁汤下二丸。量儿大小加减服之。

32. **抵圣丸方**《幼幼新书》引《圣惠》)················

【组成】白附子、白僵蚕、赤箭、半夏、天南星、蜘蛛各二一分,腻粉(研入)、乌蛇肉各半两。

【主治】小儿急惊风,搐搦不止。

【用法】上件药并生捣,罗为末,用酒、薄荷汁各半盏,同熬为膏,和丸如绿豆大。不计时候,以温酒下三丸,看儿大小加减服之。

33. **蟾酥丸方**《幼幼新书》引《圣惠》)················

【组成】蟾酥(研入)、脑、麝(并细研)半钱,朱砂(细研)二钱,青黛(细研)一钱,白附子(炮裂)、干蝎(微炒)各一分。

【主治】小儿急惊风,口噤搐搦,多涎闷乱。

【用法】上件药捣,罗为末,都研令匀,以猪胆汁和丸如绿豆大。先用奶汁化破二丸,滴在鼻内,良久,如嚏得数声,即便以薄荷汁下一丸。不嚏者,难治。看儿大小临时加减。

34. **朱砂丸方**《幼幼新书》引《圣惠》)················

【组成】朱砂(细研)、犀角(屑)、铅霜(研)、天南星、白附子(并炮裂)、半夏(汤浸七次,去滑)、细辛、桂心、白僵蚕(微炒)、干蝎(微炒)各一分,乌蛇(酒浸,去皮、骨,炙令黄)三分,巴豆(去皮、心,研,纸裹压去油)七枚。

【主治】小儿急惊风,痰涎口噤,手足抽掣。

【用法】上件药捣,罗为末,一半用无灰酒一中盏熬为膏,入其余药末,同和丸如绿豆大。每服生姜自然汁少许,入竹沥一合,暖令温,下二丸。量儿大小加减服之。

35. **水银丸方**《幼幼新书》引《圣惠》)················

【组成】水银(入少许枣肉,研,令星尽)、腻粉、天南星(炮裂)、干蝎(微炒)各一分。

【主治】小儿急惊风,心胸痰涎壅闷,口噤,手足抽掣。

【用法】上件药捣,罗为末,同研令匀。用枣肉和丸如黍米大。不计时候,煎乳香汤下五丸。量儿大小以意加减。

36. 雄黄丸方《幼幼新书》引《圣惠》

【组成】雄黄、麝香、朱砂、牛黄(各细研)、水银(用枣肉研,令星尽)各一钱,腻粉三钱,巴豆(去皮、心,研,纸裹,压去油)七枚,半夏(汤浸七遍,去滑)二钱,天浆子(内有物者,微炒)十枚。

【主治】小儿急惊风,牙关紧急,筋脉抽掣,腰背强硬,口内多涎。

【用法】上件药都研为末,以水银膏同研令匀,炼蜜和丸如黍米大。不计时候,以温酒下二丸。量儿大小加减服之。

37. 银液丹《幼幼新书》引《孔氏家传》

【组成】黑铅(半斤,炼十遍,秤取三两,再于铫子内熔成汁,以水银三两投入汁中,结成砂子,分为块,以母草十两,水煮半日,候冷,取出,入乳钵内,研细为度),上色铁粉(五两,于乳钵内研,以浆水飞过,候干,秤取三两),朱砂(研)半两,腻粉二两,天南星(为末)三两。

【主治】小儿急惊风。

【用法】上件细研令匀,以面糊为丸如绿豆大。每服两丸,如有患,不计时候,薄荷蜜汤下,日可三服。大人丸如桐子,姜汤亦得。赤白痢,二宜汤下;小便不通,灯心汤下;霍乱,本瓜汤下。

【方论】下之,立效。

38. 牛黄丸《幼幼新书》引《孔氏家传》

【组成】牛黄片、白龙脑、熊胆各半钱,水磨雄黄半钱,麒麟竭、朱砂、木香各一钱,真蟾酥、麝香各一字。

【主治】阳证惊风。

【用法】上一处研为细末,不入瓮,新粟米饭为丸小豆大。常服三丸,急病五丸,男左女右,鼻中灌为效。若五、七岁,五、七丸灌鼻内;一二岁至三四岁,三四丸灌。先以新汲水量多少化磨破丸为汁,方灌鼻内。

39. 猫猪粪《幼幼新书》引《王氏手集》

【主治】小儿急惊风方。

【用法】上掘地坑深尺余，以猪粪搅和水，澄清，取一茶脚许，以麝香服之，立醒。

【方论】慢惊不可用。

40. 一星散《幼幼新书》引《刘氏家传》

【组成】天南星（炮，水浸一宿）一个，干蝎（生，全）二七个，川乌尖（炮后取）二七个，朱砂一钱。

【主治】急惊，如伤风亦可服。

【用法】上为末。急惊不问大小，金银薄荷汤下半钱，见吐为验，如胃脘无涎，只见汗出为验，后用熟水洗奶与吃，后吃和气药。

【附方】木香（生）、人参各二钱，丁香七粒，甘草（炙）少许，上末之，饭饮调下半钱。

41. 定命散《幼幼新书》引《刘氏家传》

【组成】郁金（大者，生，为末）二个，蝎梢七个，干全蝎一个，腻粉（炒）一大钱，朱砂一钱半，麝少许，巴豆（去皮、心、脐，不去油，细研）七粒，上为末。

【主治】小儿急惊，手足抽缩，眼倒，奶不下。

【用法】急惊、痫疾，未满岁只一字，金银薄荷汤下，冷水调亦得。如初生至三五月，皆可一字以下。服药后良久，有吐涎下来，与拭却口内涎。暖处盖卧，汗出为度，不得当风吹着，良久，泻一两次即安。

42. 张涣已风丹方《幼幼新书》

【组成】白僵蚕、干全蝎、白附子各半两，防风、天竺黄（细研）、钩藤各一两。

【主治】祛风退急惊。

【用法】上件为细末，炼蜜和丸鸡头大。每服一粒至二粒，点麝香荆芥汤化下。

43. 张涣急风膏方《幼幼新书》

【组成】好朱砂（细研，水飞，焙干）半两，天浆子（炒为末）、干全蝎（为末）各二七个，腻粉一钱，青黛（别研）一钱。

【主治】截急惊风,利胸膈。

【用法】上件都拌匀,入脑子半钱,研细,用软饭和成膏如皂子大。每服一粒,煎人参荆芥汤化下。

44. 张涣软红膏方《幼幼新书》

【组成】天南星(生用,别捣,罗为细末)一两,朱砂(细研,水飞)半两,水银(用真石脑油半盏,同研极细)一分,干蝎梢(为细末)四十九枚。

【主治】急惊潮搐涎盛者。

【用法】上件一处拌匀,入脑、麝各二钱,再研枣肉,和于石臼中,捣三五百下,硬软得所,成膏如皂皂大。每服一粒,煎薄荷汤化下。神验。量儿大小加减。

45. 张涣碧霞丹方《幼幼新书》

【组成】硫黄、腻粉、青黛(各细研)、朱砂(细研,水飞)各一分,巴豆(去心、膜、出油,别研)五粒。

【主治】急惊膈实涎盛者。

【用法】上件一处都研令细,滴水和如黍米大。每服五粒,以薄荷汤下,量儿大小加减。

46. 张涣金箔膏方《幼幼新书》

【组成】金箔(别研)十片,水银(以枣肉少许研,令星尽)、铅霜、水磨、雄黄(细研)、干蝎(取末)、朱砂(细研,水飞)各一分。

【主治】急惊大便不通者。

【用法】上件都研为细末,取鹅梨汁和如绿豆大。每服二粒至三粒,麝香汤化下。

47. 张涣银箔丹方《幼幼新书》

【组成】银箔(别研)十片,续随子(去皮)、青黛、芦荟(四味各别研)、胡黄连(末)各一分,麝香(末)一钱。

【主治】急惊伏热潮发者。

【用法】上件同研匀细,以糯米饭和丸如绿豆大。每服一粒至二粒,煎薄荷汤下。量儿大小加减。

48. 张涣虎睛丹方《幼幼新书》· ·

【组成】虎睛(酒浸一宿,微炙为末)一对,干蝎、粉霜(细研)、青黛(研)、续随子(研)、真珠(末,研)各一分,麝香(研)一钱。

【主治】急惊心膈挟痰者。

【用法】上件都拌匀,研细,以软粳米饭和丸如黍米大。每服五粒至七粒,薄荷汤下。更量大小加减。

49. 张涣追风丹方《幼幼新书》· ·

【组成】干姜(微炮)、白僵蚕(微炒黄)各半两,白附子、天南星(炮裂)各一分,大川乌头(炮裂,去皮、脐)一枚。

【主治】急惊,潮发至痫者。

【用法】上件捣,罗为细末,煮槐胶和丸如黍米大。每服十粒,温酒下。量儿大小加减。

50. 牛黄丸《幼幼新书》引《四十八候》· ·

【组成】朱砂二钱,乳香、酸枣仁各一钱,雄黄二钱(醋煮)。

【主治】急惊,风热,夜啼。

【用法】上为末,滴水丸如梧桐子大。每服一粒,金银薄荷汤下。

51. 太医局牛黄金虎丹《幼幼新书》· ·

【组成】牛黄(研)二两半,雄黄(水飞)一百五十两,天南星(为末,用牛胆汁和作饼子,焙干。如无牛胆,即用法酒蒸七昼夜)、白矾(水飞,细研)、天竺黄、腻粉(各研)二十五两,天雄(炮裂,去皮、脐)一十二两,生龙脑(研)五两,金箔(为衣)八百片。

【主治】小儿急惊风。

【用法】上为末,炼蜜搜和,每一两半作十丸,以金箔为衣。

【方论】治急中风,身背强直,口噤失音,筋脉拘急,鼻干面黑,遍身壮热,汗出如油,目瞪唇青,心神迷闷,形体如醉,痰涎壅塞胸膈,喉中如拽锯声。每服一丸,以新汲水化灌之,扶坐,使药行化。良久,续以薄荷自然汁更研化一丸,灌之,立愈。肥盛体虚,多涎多风之人,宜常以此药随身备急,觉眼前暗黑,心膈闷乱,有涎欲倒,化药不及,急嚼一丸,新汲水下。小儿急惊风,一岁儿服绿豆大一丸,薄荷自然汁化,灌之。更量岁数,临时加减。有孕妇人不得服。

52. 睡惊膏《《幼幼新书》引《惠眼观证》）

【组成】赤脚蜈蚣一条,轻粉四匣子,巴豆(不出油)七粒,汞(用四个枣结)二钱,白附子(尖)四十个,蝎梢十四个,青黛抄二钱,麝香(研)少许。

【主治】急惊,凡中惊后涎盛,亦宜服之。

【用法】上为末,于汞枣肉内都研匀。每服一皂大,薄荷汤磨下。如小儿近七岁,气盛涎多,须加倍服之。

53. 钩藤散方《《幼幼新书》引《石壁经》三十六种）

【组成】钩藤、天竺黄、犀角屑、蝉蜕、甘遂(煨)、甘草(炙黄),上各等分。

【主治】急惊风。

【用法】为末,每服半钱,金银薄荷汤调下,日进四服。

54. 治急惊方△《《幼幼新书》引《石壁经》三十六种）

【组成】钩藤、胡黄连、硝石(别研)半钱,甘草(炙)一分。

【主治】急惊。

【用法】上为末。每服半钱,麦门冬熟水下。

55. 桃红散《《幼幼新书》长沙医者郑愈传）

【组成】大天南星(去心,入朱砂二钱在南星内,用南星封口,上面再用生姜自然汁和面饼子裹,慢火内炒热,取出)一个,蝎(全者)一个,蜈蚣(二味用酒少许,煮干,焙)一条。

【主治】小儿急惊风。

【用法】上件为末。每服一字,用金银薄荷汤调下。

56. 水银丸《《幼幼新书》长沙医者郑愈传）

【组成】水银、砂子、黄柏(末)、黄芩(末)各半钱,风化朴硝、天南星(炮末)、青黛各一钱,全蝎(焙干)十四个。

【主治】小儿急惊诸药不治者。

【用法】上件七味同研细,方入砂子令匀,浸,蒸饼和为剂,丸如黄米大。一岁儿服二丸,温薄荷汤下,不计时候服。

57. 回命散《《幼幼新书》长沙医者郑愈传）

【组成】蜈蚣一条,白僵蚕(直者,比蜈蚣长)。

【主治】小儿急惊发搐。

【用法】上件为末，男左女右，鼻内搐一字。

58. 小惺惺丸《幼幼新书》引钱乙

【组成】腊日取东行母猪粪（烧灰存性）、辰砂（水研，飞）、蛇黄（西山者，烧赤，醋淬三次，水飞，研，干用，各半两）、脑、麝各二钱，牛黄（各别研）一钱。

【主治】解毒，治急惊风痫，潮热及诸疾虚烦，药毒上攻，躁渴。

【用法】上以东流水作面糊丸桐子大，朱砂为衣。每服二三岁两丸，钥匙研破，温水化下。小儿方生便宜服一丸，除胎中百疾，食后。

59. 利惊丸方《幼幼新书》引钱乙

【组成】轻粉、青黛各一分，天竺黄二钱，黑牵（末，生）半两。

【主治】小儿急惊风。

【用法】上同研匀，蜜丸豌豆大。二岁一丸，温薄荷水下，食后。

60. 金箔丸《幼幼新书》引钱乙

【组成】金箔二十片，天南星（锉，炒熟）、白附子（炮）、防风（去芦头，切，焙）、半夏（汤浸七次，切，焙干，秤）各半两，雄黄、辰砂各一分，生犀（末）半分，牛黄、脑、麝（以上六物研）各半钱。

【主治】急惊涎盛。

【用法】上为细末，姜汁面糊丸麻子大。每服三五丸至一二十丸，人参汤下。如治慢惊，去龙脑，服无时。

61. 龙脑散方《幼幼新书》引钱乙

【组成】大黄（蒸）、半夏（汤洗，薄切，用姜汁浸一宿，焙干，炒）、甘草、金星石、银星石、寒水石、禹余粮、不灰木、青蛤粉，上各等分。

【主治】通解诸毒。

【用法】同为细末，研入龙脑一字，再研匀。新水调一字至半钱，量儿大小与之。

【方论】本旧方也，仲阳添入甘松三两枝，藿香叶末一钱，金牙石一分，减大黄一半，治药毒吐血。神妙。

62. 镇心散《幼幼新书》引《吉氏家传》

【组成】白附子、朱砂(研)各一钱,全蝎、僵蚕各七个,琥珀(研)半钱,天南星一个(水醋同煮令熟烂,焙,一字)。

【主治】小儿急惊。

【用法】上细末,入脑、麝少许。每服半钱,薄荷水调下。

63. 治小儿因热急搐方《幼幼新书》长沙医者李刚中传

【组成】蛇黄(火煅末,入好醋中淬一十四遍,候冷,为细末)半两,雄猪粪(南方取者,火煅,候冷,杵)半两,夜明砂(细研)秤二钱半。

【主治】小儿因热急搐。

【用法】上四味合一处,细研极匀,净器收。周岁以下并用半平钱;两月婴儿一字;周岁已上一平钱,并用麝香汤放温,调灌下。少定,末退,再进一服。立效。

64. 龙齿膏《幼幼新书》引《赵氏家传》

【组成】龙齿(水研,飞过)半两,干山药、川甜硝、人参、寒水石(炭火烧,水飞)、甘草(炙)各一两,朱砂二钱,脑、麝各一钱。

【主治】小儿急惊。

【用法】上件为细末。熟蜜和为三剂,三岁儿可服鸡头大,用薄荷汤化下。

65. 保命丹《活幼口议》

【组成】白茯苓,朱砂,白附子,牛黄,天南星,全蝎,天麻,甘草,硼砂,脑麝。

【主治】婴孩小儿,急惊风候传慢惊,宜服保命丹良方。

【用法】上为末和匀,薄糊为丸,鸡头大。每服一丸,金银薄荷汤化下。

【方论】议曰:此一方已述灵秘所治。急传慢候用之极良,其药纯和,却惊安神化痰定搐功效非常。然急惊传来,初入慢候,须较阴阳亏盈,乃为法则。阴盛阳亏,方谓阴痫,荣虚卫弱,方传阴痫。心惊神散方传热,热经桑络,弱方传热,热痫之为病。四体不收,精神失守,百病于邪,五脏受虚,但随四证而作八候,医工当察标本理之。若也证传候变,即入慢脾,十死一生,至为难事,请究所受,疗理越于古意,或太过不及,总为虚设。

66. 镇肝丸(《卫生宝鉴》)

【组成】当归，天竺黄(研)，生地黄，川芎，竹叶，龙胆草(去芦)，防风，川大黄(煨)，川羌活各等分。

【主治】小儿急惊风，目直上视，抽搐，昏乱不省人事，是肝经风热也。

【用法】上九味为末，炼蜜丸如鸡头大，每服二丸，砂糖水化下。无时。大人服镇肝丸三五丸，次服天麻散。

67. 治小儿急慢惊风方(一)△(《卫生简易方》)

【组成】用乳香、甘遂等分，为末。

【主治】小儿急慢惊风。

【用法】每服半钱，乳香汤调下，或童便调亦妙。

68. 治小儿急慢惊风方(二)△(《卫生简易方》)

【组成】用牛黄一钱，水研细。

【主治】小儿急慢惊风。

【用法】先以蛇蜕一分，水一盏，煎半盏，滤去滓，调牛黄服，五岁以上倍服。

69. 治小儿急慢惊风方(三)△(《卫生简易方》)

【组成】用冷坑中粪清水。

【主治】小儿急慢惊风。

【用法】一呷与之服。即愈。

70. 治小儿急慢惊风方(四)△(《卫生简易方》)

【组成】用青礞石。

【主治】小儿急慢惊风。

【用法】磨水灌服。

71. 治小儿急慢惊风方(五)△(《卫生简易方》)

【组成】青礞石末一两，焰硝一两，同入甘锅内炭火煅通红，须消尽为灰，候冷如金色。

【主治】小儿急慢惊风。

【用法】研为细末。急惊风痰发热者，薄荷自然汁入蜜调服；慢惊脾虚者,以青州白丸子碾,煎稀糊,入熟蜜调下神效。

72. 治小儿急慢惊风方(六)[△]《卫生简易方》

【组成】郁金、雄黄各一分,腻粉半钱。

【主治】小儿急惊壮热,上壅痰涎,大便不通。

【用法】为末,醋糊丸如黍米大。一岁二丸,薄荷汤腊茶清下。

73. 治小儿急慢惊风方(七)[△]《卫生简易方》

【组成】大黄、朴硝各二钱为末。

【主治】小儿急慢惊风。

【用法】每服一字,温茶清或冷水调下。

74. 治小儿急慢惊风方(八)[△]《卫生简易方》

【组成】生姜自然汁。

【主治】小儿急慢惊风。

【用法】百沸汤和服亦效。

75. 至宝丹《婴童百问》

【组成】牛犀屑、生玳瑁屑、琥珀(研细,水飞)、雄黄(研细,水飞)各一两,金箔(二半为衣)五十片,银箔五十片,片脑(研)、麝香(研细)各一钱。牛黄(研)半两,安息香(为末,以无灰酒滤去砂石,约取一两,慢火熬成膏)一两半。

【主治】诸痫急惊,心热卒中客忤,不得眠睡,烦躁,风涎搐搦,及伤寒狂语,伏热呕吐,并宜治之。

【用法】上生犀、玳瑁屑,捣罗,为细末,研入诸药令匀,将安息香膏以重汤煮化,和搜为剂,如干即入少熟蜜,盛瓷器中,旋圆如桐子大。二岁儿服二圆,人参汤化下,大小以意加减。又治大人卒中不语,中恶气,中诸物毒,中热暗风,产后血晕,死胎不下,并用童子小便一合,生姜自然汁三五滴,同温过,化下五圆,立效。

76. 镇心圆《婴童百问》

【组成】朱砂、龙齿、牛黄各一钱,铁粉、琥珀、人参、茯苓、防风各二钱,全蝎(焙)七个。

【主治】急惊。

【用法】上为末,炼蜜圆,桐子大,每服一圆,薄荷汤调下,如无牛黄,以牛胆南星代之。

77. 珍珠圆《婴童百问》

【组成】白附子、滑石、巴豆(十五粒,去油)、南星各一钱、全蝎半钱。

【主治】小儿急惊风,涎潮壮热,及痰壅。

【用法】上为末,糊圆小豆大,三岁一二圆,葱白汤送。

78. 利惊丸《保婴撮要》

【组成】青黛、轻粉各二钱,牵牛末半两。

【主治】急惊痰盛发热潮搐。

【用法】上为末,面糊丸寒豆大。每服十丸,薄荷汤化下。

79. 安神镇惊丸《保婴撮要》

【组成】天竺黄(另研)、人参、茯神、南星(姜制)各五钱,酸枣仁(炒)、麦门冬、当归(酒炒)、生地黄(酒洗)、赤芍药(炒)各三钱,薄荷、木通、黄连(姜汁炒)、山栀(炒)、辰砂(另研)、牛黄(另研)、龙骨(煅)各二钱,青黛(另研)一钱。

【主治】惊退后调理,安心神养,气血和平预防之剂也。

【用法】上为末,蜜丸绿豆大。每服三五丸,量儿大小加减,淡姜汤送下。

80. 败毒散《万病回春》

【组成】人参、羌活、独活、柴胡、前胡、茯苓(去皮)、桔梗(去芦)、川芎、枳壳(去颗炒)、天麻、全蝎(去毒)、僵蚕(炒)、白附子(煨)、地骨皮各等分,甘草(减半)。

【主治】急惊风初起,发热、手足搐搦、上宫天吊、角弓反张,并一切感冒风寒,头疼发热、咳嗽喘急、鼻塞声重,及疮疹欲出发搐,并宜服之。

【用法】上剉一剂,生姜三片,水煎服。

81. 灵砂丸《万病回春》

【组成】南星(泡)、半夏(泡)、巴豆(去壳酒煮干二次)各五钱,全蝎、朱砂(一半入药,一半为衣)各三钱,僵蚕(炒)七分,轻粉少许。

【主治】小儿风痰惊积至危笃者。

【用法】上为末,水和丸如黍米大,每一次三丸。如惊风,金银汤下。其余姜汤下。

【方论】（效）如神。

82. 龙脑安神丸《万病回春》

【组成】牛黄五分，片脑三分，乌犀角二钱，朱砂（飞过）二钱，人参（去芦）二钱，白茯神（去皮）三钱，地骨皮二钱，麦门冬（去心）二钱，桑白皮二钱，麝香三分，马牙硝三分，甘草二钱。

【主治】大人、小儿惊风癫痫，男、妇骨蒸劳热咳嗽，语涩舌强久不瘥者，及伤寒大热不解，久无汗者。

【用法】上各为末，分两秤停，合为一处，炼蜜为丸。每两作十丸，金箔四大张为衣，阴干，磁器内放，用黄蜡作盖，恐泄脑、麝之气。大人服一丸，井花水调雄黄四五分送下，或细嚼，或研下。小儿一岁以下者，四之一；二三岁，三之一；四五岁以上者，二之一。极神效。

【方论】此方百发百中，其功不能尽述。

83. 人参羌活散《幼科证治准绳》

【组成】羌活、独活、柴胡、川芎、人参、甘草（炙）、白茯苓各一两，前胡、桔梗、地骨皮、天麻（酒浸，焙）各半两，枳壳（麸炒）一两。

【主治】初作急惊，散风邪，除风热。

【用法】上㕮咀。每服一钱，水半盏，姜一片，薄荷一叶，枣半个，煎服。疹痘未发，亦可服。《直指方》每服三字末，紫苏、薄荷汤调。摘制紧急者，去节麻黄煎汤调。或惺惺散加荆芥、防风亦可，免得遽施脑麝。

84. 定搐散《幼科证治准绳》

【组成】赤脚蜈蚣（大者，酒浸，炙）一条，麻黄（去节）、南星（炮）、白附子、白僵蚕（炒）、羌活、代赭石（醋煅淬七次）、蝎梢、川姜黄各二钱，朱砂一钱。

【主治】小儿急惊，定搐。

【用法】上为末。每服一字，荆芥、紫苏煎汤调下。如搐不止，加乌蛇肉。

85. 镇肝丸（罗氏）《幼科证治准绳》

【组成】天竹黄（研）、生地黄、当归、竹叶、草龙胆、川芎、大黄（煨）、羌活、防风各二钱半。

【主治】小儿急惊风，目直上视，抽搐昏乱，不省人事，是肝经风热也（此方,泻青之变)。

【用法】上为细末,炼蜜丸如鸡头大。每服二丸,沙糖水化下。先服此,后服天麻散。

86. **宣风散**《幼科证治准绳》

【组成】鸡心槟榔二个,甘草、橘红各半两,黑牵牛(取末,半生半炒)二两。

【主治】疏导风、热、惊风、痰热,四证俱备者。

【用法】上为末。每服半钱,蜜汤调下。

【方论】极效。

87. **定命丹**《幼科证治准绳》

【组成】全蝎七个,天麻、南星(炮)、白附子各二钱半,朱砂、青黛各一钱半,轻粉、麝香各半钱,龙脑一字。

【主治】急惊、天吊、撮口,通利痰热。

【用法】上为末,粟米糊、丸绿豆大。每一丸,荆芥薄荷汤调下。先研半丸,吹入鼻中。

88. **疏风散**《幼科证治准绳》

【组成】槟榔、陈皮(去白)各二钱,牵牛、大黄(略煨)各三钱。

【主治】惊风痰热四证俱盛。

【用法】上为末。每服半钱,生蜜调下。

【方论】[演山]加朴硝一钱。

89. **嚏惊散**《寿世保元》

【组成】半夏牙皂。

【主治】小儿惊风。

【用法】等分为末,用豆许,吹入鼻中。

90. **吐风散**《寿世保元》

【组成】全蝎(炒)一个,瓜蒂(炒)十个,赤小豆三十个。

【主治】小儿急慢惊风,发热口噤,不省人事,手心伏热,痰涎咳嗽,上壅喘急,并宜涌法。

【用法】上为末,每一岁儿服一字,温米饮调下。未吐再服。

91. 加味败毒散《寿世保元》

【组成】羌活,独活,前胡,柴胡,白茯苓(去皮),人参,枳壳(去穰,麸炒),桔梗,天麻,全蝎,僵蚕,白附子,地骨皮,川芎,甘草。

【主治】小儿急惊风,初起发热,手足搐搦,眼上视等症,并一切感冒风寒,头疼发热,咳嗽鼻塞声重,及痘疹欲出,发搐,并时行瘟疫等症。

【用法】上作一剂,生姜三片,水煎,热服。

92. 南极寿星汤《寿世保元》

【组成】胆星,防风,白附子,蝉蜕,薄荷,甘草。

【主治】小儿急惊搐搦,眼翻口噤,摇头天吊,痰嗽喘热。

【用法】上剉,水煎服。

93. 千金散(内阁秘传)《寿世保元》

【组成】全蝎(炙熟)、真僵蚕各三分,朱砂四分,牛黄(六厘)、天麻、黄连各四分,冰片二分,胆星、甘草各二分。

【主治】小儿痰喘,急慢惊风,至死,但能开口,灌下无不活者。

【用法】上为细末,每服五七厘,薄荷、灯心、金银花煎汤,不拘时调下。

94. 防风汤《婴童类萃》

【组成】防风、柴胡各一钱,半夏五分,黄芩、川芎七分,细辛四分,白芷、薄荷、甘草各六分,大黄一钱。

【主治】急惊余热不退,手足时复搐掣,心悸不宁。

【用法】生姜三片,水一钟五分,煎一钟服。便秘加芒硝。

95. 导赤饮《婴童类萃》

【组成】赤茯、木通、生地、山栀、黄芩、柴胡各一钱,半夏五分,麦冬八分,甘草、薄荷各五分。

【主治】急惊之潮热,泻心经之蕴热,分阴阳,利小水。

【用法】灯心二十寸,水煎。便秘加大黄。春加防风、蝉蜕;夏加香薷、五味;秋加升麻;冬加连翘。

96. 防风通圣散《医门法律》

【组成】防风、川芎、当归、芍药、大黄、芒硝、连翘、薄荷、麻黄、山栀子、石膏、桔梗、黄芩、白术、荆芥、甘草、滑石各五分。

【主治】诸风潮搐，手足瘈疭，小儿急惊风，大便结，邪热暴甚，肌肉蠕动，一切风症。

【用法】上水二盏，姜三片，煎至八分服。涎嗽加半夏、生姜制，开结加大黄二钱，破伤风加羌活、全蝎各五分，腰胁痛加芒硝、当归各一钱。

【方论】此方乃表里通治之轻剂，用川芎、当归、芍药、白术以和血益脾，所以汗不伤表，下不伤里，可多服也。

97. 青州白丸子《医门法律》

【组成】白附子(生用)二两，半夏(水浸去衣,生用)七两，南星(生)二两，川乌(去皮脐,生)五钱。

【主治】男子妇人手足瘫痪，风痰壅塞，呕吐涎沫，及小儿惊风并治。

【用法】上罗为末，生绢袋盛于井花水内，摆出粉。未出者，以手揉令出，渣再擂再摆，以尽为度。用磁盆日中曝，夜露，每日一换新水，搅而后澄。春五、夏三、秋七、冬十日，去水晒干如玉片，以糯米粉作稀糊丸，如绿豆大，每服二十丸，生姜汤下无时。如瘫痪酒下，小儿惊风，薄荷汤下三五丸。

【方论】此方治风痰之上药也。然药味虽经制炼，温性犹存，热痰迷窍，非所宜施。

98. 镇肝丸《小儿推拿广意》

【组成】天竺黄、生地黄、当归、竹叶、草龙胆、小川芎、大黄(煨)、羌活、防风各二钱五分。

【主治】急惊风，目直上视，抽搐昏乱，不省人事，是肝经风热也。

【用法】上为细末，炼蜜丸如芡实子大。每服二丸，砂糖水化下。

99. 泻青丸《医宗金鉴》

【组成】龙胆草(焙)、栀子、大黄(煨)、羌活、防风各一钱，川芎钱半。

【主治】小儿惊风。

【用法】上研末，炼蜜为丸，如梧桐子大。竹叶薄荷汤调下。

100. 清热化痰汤《医宗金鉴》

【组成】橘红，麦冬(去心)，半夏(姜制)，赤苓，黄芩，竹茹，甘草(生)，川连，枳壳(麸炒)，桔梗，胆星。

【主治】小儿惊风。

【用法】引用生姜、灯心,水煎服。

【方歌】清热化痰有橘红,麦冬半夏赤茯苓,黄芩竹茹生甘草,川连枳桔胆南星。

101. 泻心导赤 《医宗金鉴》

【组成】木通,生地,黄连,甘草(生)。

【主治】小儿惊风。

【用法】引用灯心,水煎服。

【方歌】泻心导赤汤最良,心热吐舌即堪尝,木通生地黄连草,灯心加入服自强。

102. 凉惊丸 《医宗金鉴》

【组成】龙胆草、防风、青黛各三钱,钩藤钩二钱,黄连五钱,牛黄一钱。

【主治】小儿惊风。

【用法】上研细末,面糊为丸,如粟米大。量儿大小与之,金器煎汤化下。

103. 琥珀抱龙丸 《医宗金鉴》

【组成】人参、琥珀、茯神各五钱,山药(炒)一两,甘草(炙)四钱,檀香三钱,天竺黄、枳壳(麸炒)、枳实(麸炒)各五钱,辰砂三钱,胆星五钱,赤金箔二十片。

【主治】小儿惊风。

【用法】上为细末,炼蜜为丸,每丸重一钱。大儿一丸,小儿半丸,淡姜汤化下。

104. 清心涤痰汤方 《医宗金鉴》

【组成】竹茹,橘红,半夏(姜制),茯苓,枳实(麸炒),甘草(生),麦冬(去心),枣仁(炒),人参,菖蒲,南星,川黄连。

【主治】小儿惊风。

【方歌】清心涤痰汤效灵,补正除邪两收功,参苓橘半连茹草,枳实菖枣星麦冬。

105. 清热镇惊汤 《医宗金鉴》

【组成】柴胡,薄荷,麦冬(去心),栀子,川黄连,龙胆草,茯神,钩藤钩,甘草(生)、木通，引加灯心、竹叶。

【主治】小儿惊风。

【用法】调朱砂末服。

【方歌】清热镇惊治外惊，柴胡薄荷麦门冬，栀子黄连龙胆草，茯神钩藤草木通。

106. 安神镇惊丸《医宗金鉴》

【组成】天竺黄、茯神各五钱，胆星、枣仁（炒）、麦冬（去心）、赤芍、当归各三钱，薄荷叶、黄连、辰砂、牛黄、栀子、木通、龙骨（煅）各三钱，青黛一钱。

【主治】小儿惊风。

【用法】上为细末，炼蜜丸如绿豆大，赤金箔为衣。量儿大小与之，淡姜汤化下。

107. 至宝丹《医宗金鉴》

【组成】麻黄、防风、荆芥、薄荷、当归、赤芍、大黄、芒硝、川芎、黄芩、桔梗、连翘（去心）、白术（土炒）、栀子、石膏（煅）、甘草（生）、滑石、全蝎（去毒）、细辛、天麻、白附子、羌活、僵蚕（炒）、川连、独活、黄柏各等分。

【主治】小儿惊风。

【用法】上共为细末，炼蜜为丸，每丸重五分。量儿大小与之，姜汤化下。

108. 牛黄丸《医宗金鉴》

【组成】黑牵牛、白牵牛各七钱半，胆星、枳实（麸炒）、半夏（姜制）各五钱，牙皂（去皮、弦）二钱，大黄一两半。

【主治】小儿惊风。

【用法】上研极细末，炼白蜜为丸，重五分。量儿大小与之，姜汤化下。

109. 凉膈散《医宗金鉴》

【组成】黄芩，大黄，连翘（去心），芒硝，甘草（生），栀子，薄荷。

【主治】小儿惊风。

【用法】引用叶、生蜜，煎服。无汗者加防风、羌活。

【方歌】凉膈散治膈热盛，栀翘芩薄芒硝黄，便秘硝黄加倍用，无汗更加羌活防。

110. 羌活散（《医宗金鉴》）

【组成】羌活，防风，川芎，薄荷，天麻，僵蚕（炒），甘草（生），川黄连，柴胡，前胡，枳壳（麸炒），桔梗，引用生姜，水煎服。

【主治】小儿惊风。

【方歌】羌活散风兼清热，羌防川芎薄荷叶，天麻僵蚕草黄连，柴胡前胡枳壳桔。

111. 仙传急风散（《串雅内外编》）

【组成】生石膏十两，辰砂五钱。

【主治】急惊风。如治大人痰厥、类中，则须每服三五钱，亦用生蜜调服，无不验者。

【用法】上药共研细末，和匀。大人每服三钱，小儿一岁至三岁一钱，四岁至七岁一钱五分，八岁至十二岁二钱，十三岁至十六岁二钱五分。用生蜜汤调服，亦屡试屡验者。

【方论】庚生按：此方见于《鸡鸣录》，治痰热痉厥即（急惊风）。

112. 蜜犀丸（《串雅内外编》）

【组成】槐花（炒）四两，当归、川乌、元参（炒）各二两，麻黄、茯苓（乳拌）防风、薄荷、甘草各一两，猪牙、皂角（去皮弦子炒）五钱，冰片（另研）五分。

【主治】半身不遂，口眼歪斜，语言不利，小儿惊风，抽搐等症。

【用法】先以前十味研细末，后入冰片和匀，蜜丸，樱桃大，每服一丸，小儿减半，细嚼清茶送下。

【方论】庚生按：小儿惊风，有急慢之别，二者判若天渊，古今方书每混合不分。殊不知急惊属火、属痰、属实者多，慢惊属风（脾虚生风）、属寒、属虚者多。此方内有川乌、牙皂、麻黄、冰片诸品，辛燥升散，开窍祛风，投之急惊，恐小儿稚阴稚阳难禁耗散，惟内有实火实痰者，尚可无害，倘误施之，慢惊脾虚生风之症，恐下咽立毙矣。慎之慎之！

113. 陈氏神效小红丸（《串雅内外编》）

【组成】全蝎（去刺洗净炒）一两，南星一两，朱砂四钱五分，珠子一钱，巴豆霜（去油净炒）二钱五分。

【主治】小儿一切咳嗽，惊痫发搐发热，喘痰涎上壅，痰厥猝倒等症。

【用法】上为细末,糯米糊为丸,如菜子大。周岁者,每服五十丸,二周岁者百丸。看小儿大小壮实,用灯心煎汤送服。

【方论】此吴中陈氏治急惊风秘方也。

114. 怯风败毒散《幼科切要》

【组成】羌活、防风、独活、前胡、虫蜕(去足)、天麻、苏荷、荆芥、桔梗、黄芩各一钱,甘草、胆星、白芥各三分,灯心(引)。

【主治】急惊风之症,小儿气体壮实,前数日发热,令口鼻中气热,大便结,小便膇,惊风大作,喉中有热痰者,速服。

【用法】大便不通加大黄,小便不通加木通,痰喘加苏子、莱菔子。

115. 抱龙丸《幼科切要》

【组成】胆南一两,竺黄三钱,辰砂(飞过)一钱五分,雄黄一钱五分,麝香二分。

【主治】急惊发搐。

【用法】甘草汤为丸,苏荷汤下。

【方论】服后吐痰即愈。

116. 泻青丸《幼科切要》

【组成】当归、川芎、栀仁、熟军、羌活、防风、胆草各等分。

【主治】急惊,木旺生风,口眼歪斜;并治小儿内热,火泻若酱色者,神效。

【用法】酒水为丸,茶清下,煎汤亦可。

117. 镇风汤《医学衷中参西录》

【组成】钩藤钩三钱,羚羊角(另炖兑服)一钱,龙胆草二钱,青黛二钱,清半夏二钱,生赭石(轧细)二钱,茯神二钱,僵蚕二钱,薄荷叶一钱,朱砂(研细送服)二分。

【主治】小儿急惊风。其风猝然而得,四肢搐搦,身挺颈痉,神昏面热,或目睛上窜,或痰涎上壅,或牙关紧闭,或热汗淋漓。

【用法】磨浓生铁锈水煎药。

【方论】小儿得此证者,不必皆由惊恐。有因外感之热,传入阳明而得者,方中宜加生石膏;有因热疟而得者,方中宜加生石膏、柴胡。

118. 急惊风症用方《杨氏儿科经验述要评注》

【组成】猴子枣（冲）一分，珠末（冲）一分，干地龙（炒）三钱，宽筋藤三钱，丝瓜络四钱，厚白芍二钱，素馨花三钱，金汁水（冲）五钱，蝉蜕花四钱。

【主治】小儿惊风。

【方论】热重选加羚羊角一分平肝清热，玫瑰花三钱清肝热，象牙丝四钱清肝热，茅根二钱清肝肺热，花粉二钱清肝肺热，竺黄精二钱清热化痰，灯心花三丸安脑清心，腊梅花二钱清热解毒，布渣叶四钱清热滞，鲜竹茹二钱清热化痰，有呕用姜汁炒，龙胆草钱半泻肝，无大便方可用。

风重选加天麻一钱去肝风，白蒺藜钱半去肝风，陈胆星钱半去肝痰，豨莶草。痰重选加牛黄一分极化热痰，北杏仁三钱化痰，淡秋石二钱降痰，人中白三钱降痰，咸竹蜂四只降痰热。惊重选加珠末二分定惊清热，茯神三钱定惊，纹银一锭定惊，灵芝草一钱定惊。

四、慢惊风

1. 醒脾丸《类证普济本事方》

【组成】白术、厚朴、舶上硫黄、天麻各半两，全蝎、防风、人参、官桂各一分。

【主治】小儿慢惊风，因吐利后，虚困昏睡，欲生风痫。

2. 黄铤子《鸡峰普济方》

【组成】天麻、防风、人参各一两，干蝎（全者）、白僵蚕半两，甘草、朱砂、雄黄、麝香各一分，牛黄一分，一方加白附子（火炮）半两。

【主治】小儿慢惊。

【用法】上为细末，炼蜜和丸作铤子。量儿大小加减，不以时，薄荷汤下。未过百日孩儿，只与小豆大一丸，作一服，人参汤化下（丸梧桐子大，每服一二丸亦佳，一名麝香牛黄丸）。

3. 白僵蚕散方《幼幼新书》引《圣惠》

【组成】白僵蚕、蝎尾、蝉壳（各微炒）、芦荟、朱砂、雄黄（各细研）、五灵脂、白附子（炮裂）以上各一分，蟾头（涂酥，炙令焦黄）一枚，牛黄、麝香（各细研）半分，辟宫子（涂酥，炙令黄，编者按：守宫）二枚。

【主治】小儿慢惊风,壮热,四肢拘急,痰涎壅滞,发歇不定。

【用法】上件药捣,细罗为末,入研了药,令匀。不计时候,以薄荷汤调下半钱。看儿大小,加减服之。

4. 龙脑散方《幼幼新书》引《圣惠》

【组成】龙脑(细研)半分,雄黄、麝香、芦荟、青黛、牛黄、天竺黄、朱砂(七味并细研)、胡黄连、木香、丁香、熊胆、犀角屑、干蝎(生用)、腻粉,以上各一分。

【主治】小儿慢惊风,心胸痰涎上攻,咽喉如呀,身体壮热,筋脉拘急,或时发渴,抽掣。

【用法】上件药捣,细罗为散,同研令匀。不计时候,薄荷汤调半钱服之。量儿大小以意加减。

5. 牛黄散方《幼幼新书》引《圣惠》

【组成】牛黄、麝香、雄黄、芦荟、天竺黄、夜明沙(微炒)、犀角(末)、胡黄连(末)、白僵蚕(末)各一分,干蝎(末)一分半,熊胆半分,朱砂(细研,水飞)半两。

【主治】小儿慢惊风,壮热,心烦,发渴,搐搦。

【用法】上都细研为散。不计时候,以薄荷汤调半钱服之。量儿大小以意加减,兼用少许吹入鼻中,良。

6. 犀角散方《幼幼新书》引《圣惠》

【组成】犀角屑、天麻、白附子(炮裂)、干蝎(微炒)、麝香、牛黄(细研)各一分,朱砂(细研,水飞)半两,腻粉、晚蚕蛾各半分。

【主治】小儿慢惊风,心神烦热,多惊,体瘦,四肢抽掣。

【用法】上件药捣,细罗为散。不计时候,煎龙胆汤,放温,调下半钱。量儿大小以意加减。

7. 牛黄丸方《幼幼新书》引《圣惠》

【组成】牛黄、天竺黄(并细研)、犀角屑、胡黄连各半两,芎䓖、人参(去芦头)、白茯苓、丁香、钩藤、龙齿(细研)各一分,龙脑(细研)半钱,麝香一钱。

【主治】小儿慢惊风,发渴不止。

【用法】上件药捣,罗为末,用木蜜和丸如绿豆大。每服以粥饮下三丸。

量儿大小以意加减。

8. 乌犀散方《幼幼新书》引《圣惠》

【组成】乌犀角(屑)、驴胎耳(烧灰)、干蟾(烧灰)、白僵蚕(微炒)、朱砂、雄黄、麝香、牛黄、天竺黄、青黛(六味各细研)、丁香以上各一分,羌活半两,独角仙(微炙,去翅、足)三枚,雀儿饭瓮五枚,蚕纸(出子者,烧灰)一片。

【主治】小儿慢惊风,或发即戴眼向上,手足搐搦。

【用法】上件药捣,细罗为散,都研令匀。不计时候,以温水调下半钱。量儿大小加减服。

9. 麝香散方《幼幼新书》引《圣惠》

【组成】麝香、牛黄(并细研)、腻粉、干蝎、白附子(炮裂)各一分。

【主治】小儿慢惊风及天瘹。

【用法】上件药捣,细罗为散。不计时候,以薄荷汁调下一字。量儿大小,加减服之。

10. 朱砂散方《幼幼新书》引《圣惠》

【组成】朱砂、牛黄、麝香(细研)各一分,干蝎(微炒)十四枚,雀儿饭瓮(麸炒令黄,去壳)二十七枚。

【主治】小儿一腊后月内,忽中慢惊风及无辜之候。

【用法】上件药细研为散。不计时候,以乳汁调下半钱,薄荷汤调下亦得。更看儿大小以意加减。

11. 真珠丸方《幼幼新书》引《圣惠》

【组成】真珠、牛黄、朱砂、雄黄、腻粉各一分。

【主治】小儿慢惊风,坠涎。

【用法】上件药都细研,用粳米饭和丸如黄米大。一二岁儿,每服以薄荷汤下三丸,日三服。量儿大小以意加减。

12. 比金丸方《幼幼新书》引《圣惠》

【组成】牛黄、麝香、雄黄(各细研)各一钱,乌犀角(屑)、朱砂(细研)、乌蛇肉(炙令黄)、干蝎(微炒)、水银、天南星、羚羊角(屑)各一分,雀儿饭瓮(内有物者,微炒)三十枚,金银箔(与水银三味同研为砂子)各二十一片。

【主治】小儿慢惊风,胸膈多涎,迷闷,口噤,发渴,搐搦,纵睡多惊。

【用法】上件药捣,罗为末,都研令匀,炼蜜和丸如绿豆大。不计时候,以薄荷汁下三丸。量儿大小加减服之。

13. 天竺黄丸方《幼幼新书》引《圣惠》

【组成】天竺黄、牛黄、麝香、朱砂(各细研)一分,龙脑、雄黄、芦荟(各细研),胡黄连、腻粉、熊胆、丁香、木香、犀角屑各半分,雄蚕蛾十四枚,金箔(细研)十四片。

【主治】小儿慢惊风,搐搦。

【用法】上件药捣,罗为末,都研令匀,炼蜜和丸如绿豆大。不计时候,以粥饮下三丸。量儿大小加减服之。

14. 天麻丸方《幼幼新书》引《圣惠》

【组成】天麻、干蝎(生)、防风(去芦头)、白僵蚕(生用)、白附子(生)各一两,甘草(炙微赤,锉)、朱砂、雄黄、牛黄、麝香(各细研)并一分。

【主治】小儿慢惊风热,筋脉跳掣,精神昏闷,风涎不利。

【用法】上件药捣,罗为末,研入朱砂等四味,令匀、炼蜜和丸如绿豆大。不计时候,以薄荷汤化破三丸服之。看儿大小临时加减。

15. 青黛丸方《幼幼新书》引《圣惠》

【组成】青黛、牛黄(并细研)、蜗牛(炒令黄)、白附子(炮裂)、白僵蚕(微炒)、胡黄连各一分,乌蛇(酒浸,去皮、骨,炙令黄)一两,干蝎(微炒)二七枚,朱砂(细研,水飞过)半两,麝香(细研)一钱,蟾酥(如柳叶大,铁上焙焦)三片,狗胆(取汁)二枚。

【主治】小儿慢惊风,体热多涎,发渴搐搦。

【用法】上件药捣,罗为末,入狗胆汁与糯米饭和丸如黄米粒大。一二岁儿,以薄荷汤下三丸,日三服;三四岁儿服五丸。

16. 牛黄丸方《幼幼新书》引《圣惠》

【组成】牛黄(细研)、甘草(炙微赤,锉)、黄连(去须)、陈橘皮(汤浸,去白瓤,焙)、天南星、白附子(并炮裂)、黑附子(炮裂,去皮、脐)、干蝎(微炒)、半夏(汤洗七遍,去滑)、硇砂、朱砂(各细研)、犀角屑各一分,麝香(细研)半分,水银(烧枣瓤一处,别研,星尽)、硫黄(细研)各半两,金箔(细研)二十片,巴豆

（去皮、心、膜，别研，压去油）十枚。

【主治】小儿慢惊风及去风涎积聚。

【用法】上件药捣，罗为末，都研令匀，以面糊和丸如黍米大。每服以甘草薄荷汤下三丸至五丸。

17. 丁香丸方《幼幼新书》引《圣惠》

【组成】母丁香半钱，胡黄连、腻粉、芦荟、雄黄、牛黄、铅霜（四味并细研），以上各半分，朱砂、麝香、青黛、天竺黄（各细研）、蝎梢（微炒）、白附子（炮裂）以上各一分。

【主治】小儿慢惊风，兼有疳气，壮热及乳哺减少。

【用法】上件药捣，罗为末，取五月五日粽子尖和丸如绿豆大。不计时候，以粥饮下三丸。量儿大小以意加减。

18. 朱砂丸方《幼幼新书》引《圣惠》

【组成】朱砂（细研，水飞过）、麝香（细研）、天南星、白附子（并炮裂）、干姜（炮裂、锉）、巴豆（去皮、心，研，压去油），以上各半两，牛黄（细研）一分，天麻、干蝎（微炒）各半两。

【主治】小儿慢惊风，四肢拘急，心胸痰滞，身体壮热。

【用法】上件药捣，罗为末，炼蜜和丸如黍米大。每服以乳汁下一丸，荆芥汤下亦得。量儿大小以意加减。

19. 保命丸方《幼幼新书》引《圣惠》

【组成】牛黄、青黛、朱砂、麝香（各细研）、干蝎、白僵蚕、蝉壳（各微炒）、白附子、天南星（各炮裂）、犀角屑、天浆子（麸炒令黄，去壳）、天麻，以上各一分，蟾酥（研入）半分。

【主治】小儿慢惊风及天瘹、惊热。

【用法】上件药捣，罗为末，用猬猪胆汁和丸如绿豆大。不计时候，用薄荷汤下三丸，又以水化二丸，滴入鼻中，令连连嚏后再服。更在临时，量儿大小增减。

20. 朱砂丸方《幼幼新书》引《圣惠》

【组成】朱砂（细研，水飞过）、雄黄（细研）、干蝎（微炒）、水银（以铅一分结为砂子）各半两，牛黄、龙脑、硇砂（各细研）、腻粉，以上各一分。

【主治】小儿慢惊风,搐搦,发渴不定,喉中涎聚,时作声,渐觉虚羸,不下乳食,眼涩多睡。

【用法】上件药,先研水银砂子令细,与诸药同研,入枣肉和丸如绿豆大。百日以上儿以薄荷汤下一丸;一岁儿两丸;二三岁儿三丸。取下黏涎、恶物为效。此药慢善不泻,但是虚困瘦悴,宜与服之,神效。

21. **如圣丸方**《幼幼新书》引《圣惠》⋯⋯⋯⋯⋯⋯⋯⋯⋯⋯⋯

【组成】牛黄二钱,朱砂、龙齿(三味,并细研)、犀角屑、雄黄、人参(去芦头)、白茯苓、钩藤、羌活各一分,麝香(细研)一钱,蝉壳(微炒)二七枚,甘草(炙微赤,剉)半分。

【主治】小儿慢惊风,精神昏迷,痰涎逆上,咽喉中作声,有时口噤,发渴搐搦。

【用法】上件药捣,罗为末,入研了药,同研令匀,以枣肉和丸如绿豆大。不计时候,煎犀角汤化下三丸,量儿大小以意加减。

22. **七圣丹方**《幼幼新书》引《圣惠》⋯⋯⋯⋯⋯⋯⋯⋯⋯⋯⋯

【组成】朱砂、牛黄(并细研)、羌活各一分,麝香(细研)一钱,白僵蚕、蝎尾(微炒)各七枚,天南星(炮裂)半两。

【主治】小儿慢惊风,面青口噤,四肢拘急。

【用法】上件药捣,罗为末,用枣肉和丸如绿豆大。不计时候,以薄荷汤下三丸。看儿大小加减服之。

23. **保生丹方**《幼幼新书》引《圣惠》⋯⋯⋯⋯⋯⋯⋯⋯⋯⋯⋯

【组成】朱砂(细研,水飞过)、天麻、白附子(炮裂)、白僵蚕(微炒)、干蝎(头、尾全者,微炒)各半两,干姜(炮裂,剉)、牛黄、麝香(并细研)各一分。

【主治】小儿慢惊风,多涎昏闷,或口噤搐搦,发歇作时。

【用法】上件药捣,罗为末,入研了药,同研令匀,炼蜜和丸如麻子大。不计时候,以金银汤下三丸。量儿大小以意加减。

24. **乌犀丸方**《幼幼新书》引《圣惠》⋯⋯⋯⋯⋯⋯⋯⋯⋯⋯⋯

【组成】乌犀角(屑)、羚羊角(屑)、麝香、芦荟、雄黄、朱砂、牛黄(五味并细研)、胡黄连、丁香、半夏(浆水一升,煮尽为度,切破,晒干)各一分,龙脑(细研)一钱,天南星(用酒一升,煮尽为度,切破,晒干)一两。

【主治】小儿慢惊风,搐搦,吐涎。

【用法】上件药捣,罗为末,入研了药,更研令匀,铫子内火上化石脑油和丸如绿豆大。不计时候,以温酒化下一丸,金银薄荷汤下亦得。

25. 五灵脂丸方《幼幼新书》引《圣惠》

【组成】五灵脂、附子(生用,去皮、脐)、天南星、干蝎(各生用)一两,蝉壳(生用)半两。

【主治】小儿慢惊风,四肢搐搦。

【用法】上件药捣,罗为末,以酽醋二大盏,以药末一两同煎成膏,入余药末和丸如绿豆大。未满月儿以乳汁化破一丸服,二岁以下二丸,渐大以意加之。鼻上汗出为效。

26. 龙齿丸方《幼幼新书》引《圣惠》

【组成】龙齿、朱砂(细研)、白芥子(微炒)、水银各一分,金、银箔(与水银三味同结为砂子)各二十片,麝香(细研)、阿魏(面裹,煨面熟为度)各一钱。

【主治】小儿慢惊风,壮热,手足拘急。

【用法】上件药捣,罗为末,都研令匀,炼蜜和丸如黍米大。每服以温酒下三丸。量儿大小以意加减。

27. 万灵丹方《幼幼新书》引《圣惠》

【组成】牛黄(细研)一钱,麝香、熊胆、腻粉(并研入)、木香各半钱,朱砂(细研)一分,干蝎(微炒)五枚,巴豆(去皮、心,生研)二枚,白附子(炮裂)三枚,蝉壳(微炒)七枚。

【主治】小儿慢惊风,多涎,腹胀,发渴,搐搦。

【用法】上件药捣,罗为末,都令研匀,炼蜜和丸如黍米大。每服以薄荷荆芥汤下三丸。量儿大小加减服之。

28. 回生丹方《幼幼新书》引《圣惠》

【组成】白附子、天南星(各炮裂)、白僵蚕(微炒)、天麻、桃胶,以上各一分。

【主治】小儿慢惊风,痰涎壅闷,发渴搐搦。

【用法】上件药捣,罗为末,以烂饭和丸如黍米大。每服以温薄荷酒下三丸。量儿大小加减服之。

29. 返魂丹方《幼幼新书》引《圣惠》...

【组成】蝙蝠(去翼、肠、肚,炙令焦黄)一枚,人中白(细研)、干蝎(微炒)各一分,麝香(细研)一钱。

【主治】小儿慢惊风及天瘹、夜啼。

【用法】上件药捣,细罗为散,入研了药,同研令匀,炼蜜和丸如绿豆大。每服以乳汁研下三丸。量儿大小,加减服之。

30. 龙脑丸方《幼幼新书》引《圣惠》...

【组成】脑、麝、朱砂、牛黄、天竺黄、雄黄(并细研)六钱,丁香(末)、犀角(末),以上各一分,蟾酥(研入)半分。

【主治】小儿慢惊风及疳热。

【用法】上件药都研令匀,用猪胆一枚,别入黄连末一分,入在猪胆内,系却,以浆水一碗入铫子内,煮尽取出,与药末和丸如黍米大。一二岁儿以温水下一丸。欲吃,先用一丸子研破,吹入鼻中,得嚏为效。

31. 玉液丹方《幼幼新书》引《圣惠》...

【组成】白附子、白僵蚕(各生用)、赤箭、腻粉,以上各一分。

【主治】小儿慢惊风及天瘹、热疳、心惊悸等。

【用法】上件药以三味捣,罗为末,入腻粉同研令匀,炼蜜和丸如麻子大。一二岁儿,每服以熟水下三丸,三四岁每服五丸,日二三服。量儿大小以意加减。

32. 天浆子丸方《幼幼新书》引《圣惠》...

【组成】天浆子(麸炒令黄,去壳)、蝉壳(微炒)各二七枚,棘刺(微炒)三七枚,蚕纸(烧灰)二张,防风(去芦头)一两,朱砂、麝香(各细研)一分。

【主治】小儿慢惊风,发渴不定。

【用法】上件药捣,罗为末,都研令匀,炼蜜和丸如麻子大。一二岁儿每服五丸,连夜三服。量儿大小以意加减。

33. 犀角丸方《幼幼新书》引《圣惠》...

【组成】犀角(屑)、麝香、牛黄、青黛(各细研)、地龙(微炙)各一分,天浆子(麸炒,去壳)、蝉壳(微炙)各二七枚,乌蛇(酒浸,去皮、骨,炙令黄)、朱砂(细研,水飞过)、防风(去芦头)各半两,蚕纸(烧灰)一张,蟾酥(铁器上焙过,研)半钱。

【主治】小儿慢惊风,搐搦,烦热。

【用法】上件药捣,罗为末,入研了药,都研令匀,炼蜜和丸如黍米大。每服以温薄荷汤下二丸。先研一丸,着新汲水化,滴在鼻中,得嚏为效。量儿大小加减服之。

34. 麝香丸方《幼幼新书》引《圣惠》

【组成】麝香(细研)、半夏(汤洗七次,去滑)各一分,白附子(炮裂)、牛黄(细研)各半两,犀角屑三分,猪胆(干者)一枚,蟾酥(如柳叶大铁器上焙)二片,天浆子(麸炒令黄,去壳)十枚。

【主治】小儿慢惊风,上膈多涎,精神昏闷。

【用法】上件药捣,罗为末,用面糊和丸如黍米大。一二岁儿每服五丸。未瘥,频服。量儿大小以意加减(与急惊风门中《圣惠》天浆子丸味同,而分两不同)。

35. 天南星煎丸方《幼幼新书》引《圣惠》

【组成】天南星(细锉,以水二盏,微火煎至半盏,去滓,重煎如膏,元诸药末)、天麻各一两,白附子(炮裂)半两。

【主治】小儿慢惊风。

【用法】上件药捣,罗为末,以天南星煎和丸如绿豆大。三五岁儿,每服以薄荷汤下二丸;五六岁儿每服三丸,日再服。量儿大小,以意加减服。

36. 治小儿慢惊风方△《幼幼新书》引《圣惠》

【组成】雀儿饭瓮(有虫者)、白僵蚕、干蝎(二味微炒)各三枚。

【主治】小儿惊风。

【用法】上件药捣,细罗为末。每服以麻黄汤调下一字,日三服,汗出为效。三岁以上即加之。

37. 桃红丸《幼幼新书》引《博济方》

【组成】绿矾一两半,赤脚乌半两。

【主治】小儿慢惊,坠涎、安虫。其状多因久患脾胃虚弱,风邪中入而作此疾。

【用法】上件二味同为细末,作稠面糊为丸如绿豆大。每服用温米饮下三丸,次吃补虚丸。

38. 补虚丸(《幼幼新书》引《博济方》)

【组成】新罗白附子(汤洗,去皮)、大半夏各一两。

【主治】小儿惊风。

【用法】上件二味各用白汤浸三日,每日换水三度,取出焙干为末,以生姜自然汁,着两钱姜末煮糊和为丸如绿豆大。每服三丸,温粟米饮下。

39. 牛黄朱砂丸(《幼幼新书》引《博济方》)

【组成】牛黄半钱,朱砂一钱,蝎梢二七枚,麝香半两,黑附子尖三个,雄黄少许,巴豆(好者,灯上烧令皮焦,剥去皮,用肉)一粒。

【主治】小儿慢惊风、搐搦及天瘹似痫者。

【用法】上件七味一处研,令匀如粉,以寒食蒸饼和为丸如萝卜子大。浓煎荆芥汤下一丸,以衣被盖,少时汗出。

【方论】如天瘹、搐搦、开口不得者,便用苦柳蒸蒜,入盐同杵,涂药一丸在儿后心上,以前蒜蒸下饼子,盖之。用手帕子系定。更服一丸化破,入麝香少许,以前汤下之。觉口内蒜气,浑身汗出,立瘥。须用端午日合。忌鸡、犬、妇人见。

40. 如圣青金丹(《幼幼新书》引《博济方》)

【组成】龙脑一钱,麝香、腻粉各一分,香墨一钱半,使君子(以白面裹,慢火煨令面熟)两个,白面三钱,青黛二钱,金、银箔(如无少用)各一十片。

【主治】小儿体热,忽发吐逆,夜多惊啼,荏苒不解,或泄或秘,变成慢惊,或为疳疾等状。定搐搦,疗疳病,坠痰涎,镇心神。

【用法】上件九味同研令细,滴井花水和丸如鸡头大。患慢惊用冷薄荷水化下一丸,服讫,须臾便睡,睡觉立愈,后更服三两服。如些小惊着及急惊,只服半丸以下。慢惊随大便取下涎一合以来。神效。

41. 钩藤饮子泽方(《幼幼新书》引《养生必用》)

【组成】钩藤钩子三分,白僵蚕(去丝、嘴,炒)、芎、蝉蜕(去头、翅、足,炙)、蛇蜕(炙)、甘草(炙)各一分,蜣螂(去头、翅、足,炙)三枚。

【主治】小儿阴痫,多睡,手足冷,时瘈疭,且视乳食不进。

【用法】上为末,药二钱,水一盏,姜五片,煎至七分,去滓。量与服,一服作三四次灌。若审是阴痫,即以药二钱,炮过去皮脐附子指面大,依前煎,温服,日三夜二。

42. 治小儿阴痫,体热,虚瘀,多睡方△《幼幼新书》引《养生必用》

【组成】乌蛇(酒浸软,去皮、骨,取肉焙)、蝎梢、白僵蚕(去丝、嘴、锉,微炒)、白附子、青黛,以上各一分,蜣螂(去头、翅、足、炙令焦)五枚,蟾酥二皂子大。

【主治】小儿阴痫,体热,虚瘀,多睡方。

【用法】上为细末,蜜丸桐子大。汤浸大叶薄荷水化半丸,灌儿鼻中,候嚏,方可医。用金银汤化一丸,温服,日二三。

43. 古方至圣来复丹《幼幼新书》

【组成】灵脂、青皮、硫黄、硝石(于瓷器内,文武火消,令匀,勿令太过,研细、慢火炒黄色)、陈皮(不去白)各二两,太阴玄精石一两。

【主治】小儿慢惊。

【用法】上件为末,水煮面糊为丸如梧桐子大,小儿如麻子。看大小加减服之。

【方论】此药二气配,类阴阳均平,非独阴独阳,有天地中和之气,可热可冷,可缓可急。治人阴阳不调,冷热相制,荣卫差错,心肾不升降,水火不交养;丈夫、女人、老寿、稚婴,危急证候,并可救治。但一点胃气在,无不获安。邪热炎上,烦躁,一服定;冷气攻、注痛,一服定;患膈痞,寒热不可忍,肾邪攻胁,注痛不可转动者,一服定;诸霍乱,吐泻水谷,汤药不住,一服定;大段吐逆,手足逆冷,脚转筋,两服定;暖气复生,着热烦躁,昏塞旋倒,不省人事,一服定苏。以上病证,并不逾时见效。若泻痢,不问赤白冷热,量患浅深。与服非时,吐逆气痞,食饮不下。以上病每服二十粒,并早晨粥饮下。甚者三十粒、轻者十五粒、童稚十粒,婴儿三五粒,新生一二粒,化破。小儿因惊成痫,发渴多日,变成虚风,作慢惊者,三粒、五粒并吃,两服定慢惊。本非气衰也,若已绝者,亦一时暂生,终不救。胃气在,虽困,无不救者,大人亦然。但是脏腑病,一切危急不识证候者,此药非与常药一同,乃灵圣救人之宝,其色随四时变动,深宜宝秘,勿轻妄传,甚妙,不可具述。

44. 茅先生睡惊膏方（《幼幼新书》）

【组成】青黛(末)好者半钱,次一钱匕,全蝎二七个,川巴豆(汤浸,去皮、心、膜,又用冷水浸一宿,纸揩干)七片,轻粉重半钱,水银重一钱。

【主治】小儿慢惊风睡惊。

【用法】上以枣肉四个,研杀水银星尽,可入前药,都为末,研成膏,用单裹角,周岁用丸如绿豆大。看儿大小加减用之。用童子小便和酒,磨此药灌下。如儿子牙噤,口不开,却将药三二滴,滴入鼻中,其口自开,便灌下药,不久,通下涎来。便依形候,次看病用药。

45. 回阳大附散（又名退伏热方,茅先生）

【组成】大附子(炮)、人参、前胡、桔梗(去芦头)各半两,木香一分。

【主治】小儿慢惊风,下涎后,伏热不退。

【用法】上为末。每服半钱,用姜汤调下。

46. 栝蒌汤（《幼幼新书》引钱乙）

【组成】栝蒌根(末)二钱,白甘遂(末)一钱。

【主治】慢惊。

【用法】上同于慢火上炒焦黄,研匀。每服一字,煎麝香薄荷汤调下,无时。

47. 宣风散（《幼幼新书》引钱乙）

【组成】槟榔二个,橘皮、甘草(炙)各半两,牵牛(半生用,半炒熟)四两。

【主治】慢惊。

【用法】上为细末。三二岁蜜汤调下半钱,以上一钱,食前。

48. 温白丸（《幼幼新书》引钱乙）

【组成】天麻(生)半两,白僵蚕(炮)、白附子(生)、干蝎(去毒)、天南星(剉、汤浸七次,焙)各一分。

【主治】小儿脾气虚困,泄泻、瘦弱、冷疳、洞利,及因吐泻,或久病后成慢惊,身冷、瘛疭方。

【用法】上同为末,汤浸寒食面为丸如绿豆大,丸了,仍于寒食面内养七日,取出(末及养七日,合成便服之)。每服五七丸至三二十丸,空心,煎生姜米饮。渐加丸数,多与服。

49. 慢惊方(一)△《幼幼新书》引钱乙

【组成】大天南星一个(重八九钱以上者良)。

【主治】小儿吐泻,或误服冷药,脾虚生风成慢惊方。

【用法】上用地坑子一个,深三寸许,用炭火五斤烧通赤,入好酒半盏在内,然后入天南星,却用炭火三两条,盖却坑子,候天南星微裂,取出,剉碎,再炒匀熟,不可稍生,于冷,为细末。每服半钱或一字,量儿大小,浓煎生姜防风汤,食前调下,无时。

50. 慢惊方(二)△《幼幼新书》引钱乙

【组成】半夏(汤洗七次,姜汁浸半日,晒干)一钱,梓州厚朴(细剉)一两。

【主治】小儿惊风。

【用法】上件米疳三升同浸一百刻,水尽为度,如百刻水未尽,少加火熬干,去厚朴,只将半夏研为细末。每服半字、一字,薄荷汤调下。无时。

51. 钩藤饮子《幼幼新书》引钱乙

【组成】钩藤三分,蝉壳、防风(去芦头,切,焙)、人参(切去须,焙)、麻黄(去节,秤)、白僵蚕(炒黄)、天麻、蝎尾(去毒,炒)各半两,甘草(炙)、川芎各一分,麝香(别研入)一钱。

【主治】吐利、脾胃虚风、慢惊方。

【用法】上同为细末。每服二钱,水一盏煎至六分,温服。量多少与之。寒多者加附子末半钱,无时。

52. 羌活膏《幼幼新书》引钱乙

【组成】羌活(去芦头)、川芎、人参(切去须)、赤茯苓(去皮)、白附子(炮)各半两,天麻一两,白僵蚕(酒浸,炒黄)、干蝎(去毒炒)、白花蛇(酒浸,取肉,焙干)各一钱,川附子(炮,去皮脐)、防风(去芦头,切焙)、麻黄(去节,秤)各三钱。豆蔻肉、鸡舌香(母丁香也)、藿香叶、沉香、木香各二钱,轻粉一字,珍珠(末)、麝香、牛黄各一钱半,龙脑半字,雄黄、辰砂(以上七味各别研入)各一分。

【主治】脾胃虚,肝气热盛生风,或取转过,或吐泻后为慢惊者。亦治伤寒,用无不效。

【用法】上同为细末,熟蜜丸剂,旋丸大豆大。每服一二丸,食前,薄荷汤或麦门冬汤温化下。实热、急惊勿服,性温故也。服无时。古今论鸡舌香者,同异纷纷,或以为番枣核,或以为母丁香,互相排抵,竟无定说。

【方论】孝忠以谓最为易辨,所以久无定说者,惑于其名耳。古人命药,多以其形似者名之,如乌头、狗脊、鹤虱之类是也。番枣核、母丁香本二物,以其皆似鸡舌,故名适同。凡药物名同实异,如金樱、地锦之类,不足怪也。如鸡舌香二种,各有主疗。番枣核者,得于乳香中,今治伤折药多用之。母丁香,即丁香之老者,极芳烈,古人含鸡舌香乃此类也,今治气、温中药多用之。所谓最为易辨者,如此。

53. 麝香饼子方《幼幼新书》引张涣

【组成】川乌头(炮,去皮、脐)、天南星(炮)、干蝎梢、白花蛇(酒浸一宿,去皮、骨,焙干)各半两,干赤头蜈蚣(酒浸酥,炙黄)二条。

【主治】慢惊,因吐痢生风,及心肺中风,尤宜服之。

【用法】以上并捣,罗为细末,次用:朱砂(细研,水飞)、铁粉、乳香、牛黄(并细研)各一分,好真麝香(另研)半两,上件都一处研细,拌匀,酒煮白面糊,候冷,和为饼子如鸡头大。每服一粒至二粒,煎人参薄荷汤化下。量儿大小加减。

54. 乌梢丹方《幼幼新书》引张涣

【组成】乌梢蛇(水浸,去皮、骨)二两,天麻、白附子、干全蝎、人参(去芦头)、半夏(汤洗七次)、川附子(炮裂,去皮、脐)、天南星(微炮)、防风(剉)各一两,天浆子(微炒)二十一个。

【主治】慢惊因吐利后生风,及心肺中风尤宜服之。

【用法】上件十味一处用好酒浸二宿,取出,焙干,捣、罗为细末,次用水磨雄黄、辰州朱砂各一两,同细研,水飞焙干,同上件药十味一处拌匀,入麝香二钱、生龙脑一钱研匀细,糯米饭和丸如黍米大。每服七粒至十粒,或十五粒,煎金银薄荷汤下。神验。量儿大小加减。

55. 螵蛸膏方《幼幼新书》引张涣

【组成】真桑螵蛸(炒微黄)七个,天麻半两,白僵蚕(拣直者,微炒)、蝎梢、麻黄(去根、节)各一分。

【主治】慢惊,久不瘥。

【用法】以上捣,罗为细末。次用:朱砂(细研,水飞)半两,香(研)一分,硼砂(研)、麝香各一钱,龙脑半钱。上件都一处拌匀,炼蜜和成膏如鸡头大,用金箔裹之。每服一粒,煎荆芥薄荷汤化下。

56. 青金膏方《幼幼新书》引张涣

【组成】白附子、乌蛇梢肉(酒浸一宿,焙干)、干蝎梢、天麻、青黛(研)各一分,川附子(炮,去皮、脐)一枚,麝香、天竺黄(各研)一钱。

【主治】吐利生风,变成慢惊。

【用法】上件先将乌蛇梢肉等五味先捣为细末,次入青黛、麝香、天竺黄三味,拌匀,炼蜜成膏如皂皂大。煎人参薄荷汤化下。

57. 大青丹方《幼幼新书》引张涣

【组成】蝎蛸、白附子、白僵蚕(炒炙)、木香、槟榔各一分,干虾蟆(烧灰)二个。

【主治】慢惊潮发,荏苒不瘥。

【用法】以上捣,罗为细末,次入:青黛、续随子各研一分;上件同诸药一处拌匀,用糯米饭和丸如黍米大。每服十粒,点麝香薄荷汤下;量儿大小加减。

58. 宁眠散方《幼幼新书》引张涣

【组成】天南星(炮裂)、人参(去芦头)、白附子各半两,干蝎二十一个,干赤头蜈蚣(酒浸,酥炙微黄)一条。

【主治】慢惊潮搐,不得安卧。

【用法】以上捣,罗为细末。次用:乳香、血竭各研一分,上件同诸药拌匀。每服一字至半钱,用好酒少许浸薄荷煎汤调下,每儿潮搐服之,得眠睡是验;次用辰砂膏相兼服之。

59. 辰砂膏方《幼幼新书》引张涣

【组成】大附子(重六七钱以上者,炮,去皮、脐,去顶,刻一孔窍子,入粉霜、硇砂霜各半钱入孔窍中,却用取下附子末填满窍子,用木炭火烧存性,次用)一个,天南星(炮裂)半两,蝎梢、羌活各一分。

【主治】慢惊潮搐昏困甚者。

【用法】上件同捣,罗为细末。次用好朱砂半两,细研、水飞,入诸药内,同拌匀,炼蜜成膏,和如鸡头大。每服一粒至二粒,点麝香薄荷汤入酒三二点同化下。

60. **寸金散方**(《幼幼新书》引张涣) ···········

【组成】蛇头(酒浸,焙干)一个,干全蝎、麻黄(去根节)各一钱,赤头蜈蚣(酥炙)一条,草乌头(炮,削去皮)一枚。

【主治】吐痢后生慢惊风及心肺中风,尤宜服之。

【用法】上件捣,细罗为末。每服一字,入龙脑半字,同温酒调下。量儿大小加减。

61. **妙圣散**(《幼幼新书》引张涣) ···········

【组成】干赤头蜈蚣(葱汁浸一日一夜,焙干)一条,草乌头尖(薄荷、生姜自然汁浸一日一夜,焙干,同捣罗为末)二七个,麝香一钱,龙脑半钱以上(二味各研细,入前药拌匀)。

【主治】小儿慢惊风久不瘥,两手搐搦不定。

【用法】上件都为末,拌匀。每用半字,以笔管吹入儿两鼻中,候两手定,方可兼服诸惊风药。

62. **薰陆香丸**(《幼幼新书》引《九籥卫生》) ···········

【组成】血竭半两,乳香一分。

【主治】小儿虚风、慢惊、潮搐、瘛疭,安神魂,益心气。

【用法】上件同研细,火上炙为丸,干时,滴水丸如酸枣大。每服一丸,薄荷酒化下。兼理妇人产后血晕,不省人事。

63. **钩藤饮**(《幼幼新书》引《旅舍备用》) ···········

【组成】钩藤钩子三分,芎、白僵蚕(去嘴、炒)、蝉蜕(去足)各半两,蛇皮、甘草(各炙)各一分,蜣螂(炙,去头、翅、足)五枚,附子(炮,去皮、脐)半两。

【主治】小儿吐痢后,脏虚,慢惊,手足时瘛疭,多睡,眼上视,乳食不进方。

【用法】上为末,每服二钱,水一盏煎至六分,去滓,温分三服。急惊有热证,去附子不用。

64. 保命丸方（《幼幼新书》引《万全方》）

【组成】牛黄、脑、麝、青黛、朱砂（各研）、干蝎、白僵蚕、蝉壳（各微炒），天麻、白附子（炮）、犀角屑、天南星（炮裂）、浆子（麸炒令黄，去瓤）各一分，蟾酥（半分，研入）。

【主治】小儿慢惊风及天瘹、惊热。

【用法】上件捣，罗为末，用猭猪胆汁和丸如绿豆大。每服三丸，薄荷汤下。又以水化二丸，滴入鼻中，令连连嚏后再服。更临时量儿大小以意加减。

65. 熊胆丸（《幼幼新书》引《万全方》）

【组成】熊胆、五灵脂（别研，杵为末，飞过）、附子、天南星、干蝎（三味生用），以上各半两，蝉壳（去头、足，生用）一分。

【主治】小儿慢惊风，四肢搐搦。

【用法】上件捣，罗为末，以百沸汤化熊胆、五灵脂二味，入银器中熬成膏，和入余药末，丸如绿豆大。未满月儿以乳汁化破一丸，二岁以下二丸，渐大以意加之，汗出为效。

66. 解表散方（《幼幼新书》引《石壁经》）

【组成】荆芥、杏仁（去皮、尖，或炒黄色，别研）各半两，京芎二钱，麻黄（去节）、防风、甘草（炙）各半两，赤茯苓半两或三钱半。

【主治】三十六种治慢惊，先宜用（之）。

【用法】上为末，每服一钱，葱白三寸，姜三片，水一盏，煎三五沸，连进二服。汗出避风，或煎此汤调下。如常服，葱汤下半钱。慢惊用平凉药，便宜审细。

67. 白术麻黄散方（《幼幼新书》引《石壁经》）

【组成】白术（炮）、干葛各一分，麻黄（去节）半两。

【主治】三十六种慢惊将发，用之。

【用法】上件为末。每服半钱，荆芥汤下。服后忌冲风，须有汗如水出，再进一二服。如困睡不省，即宜下琥珀散。

68. 琥珀散方（《幼幼新书》）

【组成】上色朱砂，真珠末，芍药，铅，白霜。

【主治】小儿惊风。

【用法】上等分为末。每服半钱，薄荷汤调下。

69. 治心烦、哕恶方《幼幼新书》引《石壁经》

【组成】人参、甘草(炙)、木香、沉香、藿香叶、白术各一分。

【主治】三十六种慢惊风正发。

【用法】上件为末。每服一钱，饭饮调下。

70. 白鹤丹《幼幼新书》引《凤随经》

【组成】白花蛇肉(酒浸，去皮、骨，炙黄焦)半两，白附子(生用)两个，白僵蚕(去丝)、天南星(去皮，红酒煮)、天麻、轻粉各一分。

【主治】小儿慢脾风不醒，四肢冷，不食，呕逆，渐生风疾。

【用法】上为末，法酒煮面糊为丸，如绿豆大。薄荷汤入酒一滴化下。

【方论】慢惊用银粉药，宜审用之。

71. 甘乳散《幼幼新书》引《惠眼观证》

【组成】白附子、川乌头(并烧存性。各一钱，先各以一两，可烧得二钱)，朱砂、硼砂各一钱，脑、麝各少许。

【主治】定慢惊风搐搦，先用乳香，甘遂药压涎，定搐。

【用法】上为末。薄荷汤调下一钱至二钱。

【方论】凡慢惊风，未敢下涎，且用此二药煎服，待涎不声、不搐，方通利。

72. 酒煎附子四神丹《幼幼新书》引国医李安仁传

【组成】水窟雄黄，雌黄，辰砂，透明硫黄。

【主治】小儿慢惊，又治一切虚冷之疾。

【用法】上四物各半斤，并别研，水飞过，渗干，再同研匀。用烧药合子一个，看大小用。临时先以牡丹根皮烧烟熏合子，令酽烟气黑黄色，入前四物在内，约留离合子口下及一指，以醋调腊茶作饼子盖定，与口子口缝平，用赤石脂泥固济合子，用合盖之令岩，却用纸筋、盐、泥通裹合子，固济约厚一指，放令极干，初用炭火烧热，次加少火，烧令通赤。常约令火五斤以来，渐渐添，火气小却添至五斤以来，照顾勿令炭厚薄不一，可添至三秤，得济，去火，渐令冷，入在地坑内，深一尺以上，用好黄土盖之，候三日取出，打破合子，取药，细研，约三十两。

【方论】升降阴阳，顺正祛邪，消风冷痰涎，散结伏滞气，通利关节，破瘀败凝涩，奔冲矢经之血，接助真气，生续脉息，补肾经不足，利膀胱小肠秘积，固气定喘,止逆,压烦躁,养胃气,疗五脏亏损,下虚上壅,胸中痰饮,脐腹冷积,奔豚气冲上下,循环攻刺疼痛,脾寒冷汗,中风痿痹,精神昏乱,霍乱吐泻,手足逆冷,阴毒伤寒,四肢厥逆,形寒恶风,向暗睡卧,乍静乍乱。妇人产后诸血气逆潮,迷闷欲绝,赤白带下,崩漏不止,应久新诸病未能辨别虚实、冷热证候,用药未效,悉宜此药。分匀阴阳,气正,便遂安和(至不得已详证乃服)。

附方:

【组成】胡椒(末)、荜茇(末)各七两,真赤石脂(末)三两,好官桂心(末)六两,附子及六钱以上者(炮去皮、脐,取末十二两,以好法酒一斗熬至三升,然后入附子末为糊,和前药)。

【主治】小儿慢惊,又治一切虚冷之疾。

【用法】上丸如鸡头肉大,留少酒膏,恐药干。候干,轻病每服一粒,重病二粒至三粒,米饮汤下,空心食前,温酒、盐汤亦得。小儿吐泻,慢惊,研一粒,米饮灌下。如有固冷陈寒,宜常久服饵;如病安愈,不得多服;如觉热渴,即加木香、桂末一钱,同和服之。赵丞相云:此方得之国医李安仁。安仁云:此药比之四神丹尤为有造化也。

73. 治小儿慢惊方《幼幼新书》引《张氏家传》

【组成】活大马闸(明底,经三伏者中使)一条,直者蜈蚣(只用上截半条,活死皆可)一条。

【主治】小儿慢惊风。

【用法】上二味用藏瓶一个盛在内,泥固济,火烧存性,杀研细,用麝香、薄荷、米泔水只作一服,立效。小儿量多少加减。

74. 小续命汤方《幼幼新书》引《张氏家传》

【组成】麻黄(汤炮三次,焙干)、桂枝、甘草(炙)各半两,防风一分半,赤芍药、白术、人参、川芎、附子(炮裂,去皮脐)、防己、黄芩各一分。

【主治】中风及脚气痹弱,不能转侧,兼治小儿慢惊。

【用法】上到如麻豆大。每服五钱,以水一盏半煎至一盏,去滓,取八分清汁入生姜汁再煎两沸。温服,日二服,夜二服。若柔疾、自汗者,去麻黄;夏间及病有热者,减桂枝一半;冬及始春,去黄芩。

75. 羌活膏方《幼幼新书》引《张氏家传》 ....

【组成】羌活、独活、人参、茯苓、防风、官桂、干蝎（全）、硫黄、水银，以上各半两，麝香少许。

【主治】小儿慢惊、虚风。

【用法】上件八味为末，后将硫黄于铫子内熔汁，入水银拌和匀，研为细末，再研细，炼蜜为膏。每服皂子大，荆芥汤化下。

76. 软金丹方《幼幼新书》引《庄氏家传》 ....

【组成】胡黄连（末）、青黛、芦荟、香墨（并研）各一钱，腻粉半钱，使君子（末）五个，天浆子（末）三个，麝香一字。

【主治】小儿慢惊风，有虚积。

【用法】上件为末，同研如粉，炼蜜为丸如鸡头大。每服一丸，薄荷汤化下。

77. 睡惊丸《幼幼新书》引《孔氏家传》 ....

【组成】白附子（末）、蝉壳（末）各挑一钱匕，天麻（末）、朱砂（末）、大附子（炮裂，去皮、脐，为末）、青黛（末）、天南星（以白矾汤浸一宿，焙干为末）、雄黄（末）、全蝎（去尖毒，为末）各挑半钱匕，麝香（别研）半字匕，脑子（别研，入药）一字匕。

【主治】慢惊。

【用法】上件一十一味同研令匀，入飞罗面少许，滴冷水为丸如绿豆大。每服一丸，以薄荷汤磨破化下。

【方论】方中有睡惊丸甚多，此所犯之，药迥不同。

78. 硫黄丸《幼幼新书》引《孔氏家传》 ....

【组成】只一味硫黄也。

【主治】阴㿉。

【用法】有二等小儿：小便涩，则硫黄丸入一分茯苓；若小便不涩，只一味硫黄也。

79. 脾风膏方《幼幼新书》引《孔氏家传》 ....

【组成】天麻（酒浸一宿，切、焙、为末）、朱砂（别研）、人参（末）、川芎（末）各一钱，干蝎梢（炒为末）、白僵蚕（直者，炒为末）各三七个，牛黄龙脑（各别研,一字)、麝香(别研,半钱)。

【主治】解小儿一切伤风及慢惊。

【用法】上件九味一处又研匀,炼蜜为膏。每服半皂子大,荆芥葱汤化下。神妙。

80. 取涎方《幼幼新书》引《孔氏家传》

【组成】用天南星不拘多少。

【主治】小儿慢惊,脾风。

【用法】为末,用竹沥油调下,喉涎自出。

81. 治小儿慢惊方《幼幼新书》引《赵氏家传》

【组成】用天南星一个。

【主治】小儿慢惊。

【用法】酒浸四十九日,取出。用活蝎四十九个,逐个将天南星令蝎螫,至蝎困,即以候遍,切作片子,慢火焙干,研成末。每服一字,薄荷汤化下。

82. 牛黄膏方《幼幼新书》引《吉氏家传》

【组成】牛黄半字,棘冈子(去壳)七十个,生朱砂半钱,轻粉一钱匕。

【主治】慢惊风。

【用法】上末用棘冈子肉研为膏,丸如芥子大。每服三丸,芥菜汤下。

83. 治小儿慢惊,饶睡,眼不开方△《幼幼新书》引《吉氏家传》

【组成】钩藤、防风(去芦)各一钱,蝉壳半两,蝎梢、朱砂各半钱,麻黄(去节)一分,麝少许。

【主治】小儿慢惊,饶睡,眼不开方。

【用法】上件末。每服一字或半钱,煎薄荷汤调下。大小加减。

84. 辰砂散方《幼幼新书》引《吉氏家传》

【组成】蛇黄(一个,火内煅,醋淬,用一钱,为末),白鸡粪、鼠屎、白丁香(烧为末)各一钱。

【主治】慢惊风,喉内有涎。

【用法】上都入乳钵内,研匀。每服半钱,麝香汤调下,三岁以上麝香酒调下。不过三服,涎必下,若涎不下,难治。

85. 牛黄散方《幼幼新书》引《吉氏家传》·······

【组成】牛黄二钱,朱砂、雄黄各一钱,南星(水二盏,生姜一块,槌碎,同煮,去姜)一个,金、银箔各五片,轻粉抄一钱匕,麝香半字。

【主治】慢惊风,化涎。

【用法】上为细末。每服一字,薄荷汤调下。

86. 醒脾散方《幼幼新书》引《吉氏家传》

【组成】厚朴(细锉,用水一盏)一两,硇砂(一豆许,用水煮,取出焙干)秤一钱,草果子(面裹煨,去皮及面)一个,人参、茯苓各一钱,甘草(炙)、陈皮(去白)各半钱,白豆蔻一个。

【主治】吐泻传成慢惊。

【用法】上末,每服半钱,冬瓜子煎汤调下,枣汤亦得。

87. 治小儿慢惊方《幼幼新书》引《陶善化传》

【组成】上用猫粪少许。

【主治】小儿慢惊风。

【用法】烧为末,以麝少许,米饮下。

88. 万安散方《幼幼新书》引《赵氏家传》

【组成】全蝎(以生姜自然汁浸)七个,好朱砂(别研)半钱,麻黄(拣细直者,生姜自然汁浸)一钱,薄荷(原生者,以生姜汁浸开,每蝎一个,以薄荷七叶裹遍,以麻黄经系竹箸夹,炙令黄色),厚朴(去芦头、皮,生姜自然汁制)二钱,白术(用水七分,一盏银石器熬尽水,片开,焙干)一钱。

【主治】小儿慢惊。亦治慢脾风。

【用法】上各持制了,为细末,再入朱砂,研细。新生儿半钱,周晬以上一钱,量儿大小加减。日三服,并用金银薄荷汤下。

89. 治小儿慢惊风药方《幼幼新书》引安师传

【组成】上先研腊茶一夸,入生脑子半钱,以汤点八分一盏,用铁杓一枚盛定,将蛇黄一个于火边顷放,候炙极热入杓内茶中,淬再三,至茶尽,研为细末。

【主治】小儿慢惊风。

【用法】金银薄荷汤调下,一岁以下半字,一岁以上一字。

90. 粉霜丸（《幼幼新书》引长沙医者丁时发传）

【组成】粉霜、真珠（末）各半钱，朱砂、半夏（生姜汁浸）各一分，白附子（炒）一个，蝎（全者）十四个，水银（结砂）一钱，脑麝各少许。

【主治】脾风方并歌：孩儿惊久积涎生，传入脾家事不轻。忽发如雷风雨势，去涎方可得安宁（慢惊用银粉，须审用）。

【用法】上件为末，蒸饼心为丸如绿豆大。每服三丸，淡姜汤吞下，大小加减。

91. 睡惊丸（《幼幼新书》引长沙医者丁时发传）

【组成】青黛三钱，僵蚕、乳香、天南星各半钱，蝎十四个，硼砂、芦荟各一钱半，使君子七个，轻粉、朱砂各一钱，龙脑薄荷一分，京墨少许，巴豆三个，脑麝各少许。

【主治】慢惊风。

【用法】上件为末，蜜丸。看大小，金银煎汤化下。

【方论】夜啼多热无精彩，口沫涎生病不消，除病莫过灵药治，睡惊丸子镇三焦。

92. 醒脾散（《幼幼新书》引长沙医者丘松年传）

【组成】大天南星（每一个锉作五六块，用生姜一两，切作片，厚朴一两，锉碎，水三升煮，令南星透，拣去厚朴、生姜，只用南星，薄切、焙干）一两，冬瓜子（郑愈方用三十粒）一百二十粒，白茯苓半两。

【主治】小儿慢惊，脾困，及大患后全不进乳食方。

【用法】上为细末。每服一钱，水半盏，生姜一片，煎三分，温服。或用蝉壳煎汤调下亦得。

93. 治小儿慢惊或慢脾风药方△（《幼幼新书》长沙医者李刚中传）

【组成】附子（重六钱以上或六钱者方可用，顶上剜一窍，入）一个，硇砂（在窍中，覆以附子末，填窍令实，不去皮、脐，于净地上取一窍如附子大，入附子在地窍中，以土筑实，上以灰火一碗许盖之，次以炭火三五茎于灰火上，盘饭间，量附子得处为度，候地冷方取出附子，去皮，同硇砂一处为细末）半钱，防风（为末）二钱半，全蝎（为末）、白僵蚕（直者，去丝、土，微炒，为末），各四十九个，明净乳香（别研，为末）一钱半。

【主治】小儿因虚阴证慢惊，或慢脾风药方。

【用法】上六味细末，和合作一处，入乳钵中，细细研极匀。周岁以下服半平钱；半岁以下婴孩服一字；周岁以上者，服半平钱以上或一小平钱。量轻重加减与服。并用乳香汤调下。

94. 安心丸《幼幼新书》长沙医者郑愈传

【组成】附子(炮裂，去皮，脐)一两，全蝎(炒)半两。

【主治】小儿慢惊方。

【用法】上件为末，面糊为丸如黄米大，朱砂为衣。每服二十丸，米饮下。

95. 治小儿慢惊方《幼幼新书》长沙医者郑愈传

【组成】附子(炮，去皮、脐)、白附子(生)、全蝎(炙熟)各一个，蜈蚣(炙热)一条。

【主治】小儿慢惊风。

【用法】上件为末，用麻黄不计多少，去节，为末，酒煮麻黄成膏，和药为丸如鸡头大。一岁一丸，二岁二丸，用温酒化下。

96. 睡红散方《幼幼新书》长沙医者郑愈传

【组成】赤头蜈蚣(去足)一条，曼陀罗子一个，天南星(只取心，如指头大两块)二个，乳香(如指头大)一块，土狗子(去头、足)、全蝎各七个，朱砂一钱，脑、麝各少许。

【主治】小儿慢惊。

【用法】上件为末。每服一大钱，分二百服，用金银薄荷汤调下。

97. 救生散《幼幼新书》长沙医者郑愈传

【组成】全蝎(用薄荷七叶，逐个裹了，以生姜自然汁浸，麻黄七条，候稍干，系叶上、串上，炙令焦黄色)七个，白术(涂蜜，炙黄)一钱，厚朴(用草三寸，水一盏，煮七沸，取厚朴一钱)一片，人参、附子(炮，去皮、脐)各一钱。

【主治】小儿吐痢成慢惊风方。

【用法】上件为末。每服半钱至一钱，煎青水茄汤调下，或蜜丸如黄米大，饮汤下。

98. 虚风汤方《《幼幼新书》长沙医者郑愈传》

【组成】黑附子（炮，去皮、脐）、天南星（大者，生，去皮）各一个，白附子七个。

【主治】小儿慢惊风。

【用法】上件为末。每服半钱，水一盏，入蝎梢一个，同煎至六分，微热服。

99. 醒脾散《活幼口议》

【组成】木香，全蝎，天麻，人参，白茯苓，白术，甘草，白僵蚕，白附子。

【主治】婴孩小儿吐泻不止，痰作惊风，脾困昏沉，默默不食，醒脾散方。

【用法】上为末，每服半钱，大者加服水少许，枣子同煎至五七沸，通口无时服。

【方论】议曰：此良方最为胜善，小儿吐泻脾虚作疾，惊风神困气弱，沉沉默默皆脾经虚乏，已成风痰并聚故尔。不醒宜多与服，仍加既济丹及观音全蝎散俱良，其疾复有引掣搐搦，无与惊风丸散及脑麝寒凉等药，其证愈恶，其候愈盛，不惟惊风未退，且痰热助之。令儿疾作传变，传即慢脾，变即阴逆。慢脾犹载方药尚可理之，阴逆之候，何可医治？阴逆者，阴谓阳气欲绝，逆谓受证不顺，不顺欲绝，但增吁嗟，使人无所措手，醒脾良方，岂可隐匿。

100. 定命饮子《活幼口议》

【组成】半夏，天麻，甘草，白茯苓，白术，老生姜。

【主治】婴孩小儿吐泻，脾胃虚弱，发作慢惊风候，搐搦不已，医工截风不止，取痰不下，散热不退，即惊不去，其证欲传，慢脾风候，宜服定命饮子。

【用法】上件一处，用水一盏于磁器内，煮令水干，将半复、天麻、白术、茯苓切焙为细末，每服半钱，或一盏生姜枣子汤，调与服无时。

【方论】议曰：此方健脾化痰，去风散热，功效如神，医工少有知用，初学之士，只知有脑麝香爽者，方用之俗。夫便言好药殊不知脑麝，乃医家出不得已用之其物，通利关窍，关闭塞，疏腠理，利骨节，其药属阴，能化于阳，只有急惊宜用。慢惊慢脾，伤寒等患，悉宜禁止其或疳痢药用之。虚者，亦禁惟有痉痓癫痫，宜用定命饮子。屡经效验，野老处定此方，其功造化深智高明，往往钦消。痰搦连并脉息虚怯,不敢顿下者,宜与灵芝丸。若手足差冷,兼进回阳,行医用药至于此等证候,乃主治活伤之权也。

101. 宣风散《卫生宝鉴》

【组成】甘草(炙)、橘皮各半两,牵牛(半生半炒)四两,槟榔二钱。

【主治】慢惊风。

【用法】上为末,二三岁儿每服半钱,蜜汤调下。年以上者一钱,食前服。

【方论】钱氏方槟榔用二个。慢惊既谓吐泻病久,脾胃虚损,复用牵牛之药,似未稳当。

102. 羌活膏《卫生宝鉴》

【组成】天麻一两,人参、羌活(去芦)、川芎、赤茯苓(去皮)、白附子(炮)各半两,沉香、木香、母丁香、藿香、肉豆蔻各三钱,麻黄(去节)、干葛(一本有防风,无干葛)、川附子(炮,去皮脐)各二钱,真珠末、麝香(研)、牛黄(研)各一钱半,雄黄(研)、辰砂(研)各二分,干蝎(炒去毒)、白僵蚕(炒去丝)、白花蛇(酒浸焙)各一分,轻粉(研)一字,龙脑(研)半字。

【主治】脾胃虚,肝气热盛而生风,或取转过多,或吐泻后为慢惊者,用无不效(钱氏方有防风,无干葛)。

【用法】上同为末,入研药和匀,炼蜜和成剂,旋丸如大豆大,每服一二丸,食后煎薄荷汤化下,或麦门冬汤亦得。实热急惊勿服,性温故也。

103. 钩藤饮子《卫生宝鉴》

【组成】人参、蝉壳、蝎尾(去毒炒)、麻黄(去节)、防风(去芦)、白僵蚕(炒)、天麻各半两,麝香(研)一钱,钩藤三分,甘草(炙)、川芎各一分。

【主治】吐泻,脾胃气弱,虚风慢惊(钱氏方)。

【用法】上为末,每服二钱,水一盏,煎至六分,温服,量大小加减。寒多者加附子末半钱,无时。

104. 防风丸《世医得效方》

【组成】天麻、防风、人参各一两,全蝎(去毒)七个,僵蚕(炒断丝)、粉草各五钱,朱砂、雄黄各三钱半,麝香半钱,上炼蜜丸,小指头大。

【主治】慢惊不省,手足微动,眼上视,昏睡。

【用法】人参汤化二丸,不以时候。冬瓜仁汤尤妙。

105. 南附汤《世医得效方》

【组成】南星、生附子二钱,全蝎(去毒)五个。

【主治】泄泻虚脱生风,名慢惊风;及因服冷药多者。

【用法】上蓟散。每服二钱,水二盏,姜三片,煎五分,量大小旋服。

106. 丁附汤《世医得效方》

【组成】大附子(生,或炮,去皮、脐)。

【主治】吐泻虚脱,成慢惊风。

【用法】上锉散。每服一钱,水一大盏,生姜五片,丁香五粒,煎五分,量大小与之。急无丁香亦可,屡收奇功。

107. 治小儿慢惊风方(一)△《卫生简易方》

【组成】用白僵蚕、全蝎各三枚。

【主治】小儿慢惊风。

【用法】微炒为末,每服一字,煎麻黄汤调下。

108. 治小儿慢惊风方(二)△《卫生简易方》

【组成】轻粉、朱砂不拘多少。

【主治】小儿慢惊风。

【用法】为末,七月初五日取青蒿研汁,丸如粟米大。一岁以下服一丸,二三岁服二三丸,乳汁送下。亦治急惊风。

109. 治小儿慢惊风方(三)△《卫生简易方》

【组成】乌药。

【主治】小儿慢惊风。

【用法】磨水,暖热与服。

110. 七宝妙砂丹《婴童百问》

【主治】利痰奇效,慢惊慢脾,通以木香佐之。

【用法】用开元通宝钱,背后上下有两月片者,其色淡黑,颇小诸钱,以一个放铁匙于炭火内烧,少顷四围上下各出黄白珠子,取出候冷,倾入盏中,只作一服,用木香煎汤送下,人参汤亦得。

111. 太乙保生丹《保婴撮要》

【组成】全蝎(青者)十四个,白附子(生用)、真僵蚕、牛胆南星、蝉壳、琥珀、防风、朱砂各一钱,麝香五分。

【主治】慢惊尚有阳症者。

【用法】上为末,米糊丸桐子大,金箔为衣。每服一二丸,薄荷汤下。

112. 聚宝丹《保婴撮要》

【组成】人参、茯苓、琥珀、天麻、真僵蚕、全蝎(炙)、防风、牛胆南星、白附子(生用)、乌蛇(肉,酒洗,焙)一钱,朱砂半钱,麝香少许。

【主治】慢惊。

【用法】上为末,炼蜜丸桐子大。每服二丸,以菖蒲汤送下。

113. 天南星散《保婴撮要》

【组成】南星(重八九钱者一个,掘地坑深尺许,先用炭五斤烧通红,以好米醋一碗洒坑中,即投南星以火炭密盖,又用盆覆,时许取出)。

【主治】慢惊驱风豁痰。

【用法】上为末,入琥珀、全蝎各一钱,每服二字,煎生姜、防风汤下。

114. 乌沉汤《保婴撮要》

【组成】天麻二钱,人参、真川乌(生用)、全蝎(焙)、南星(焙)、木香、沉香各一钱,甘草(炒)半钱。

【主治】慢惊驱风助胃。

【用法】上为末,每服三五分,姜水煎服。

115. 辰砂膏《保婴撮要》

【组成】黑附子一枚重一两(以上者去皮脐,顶上挖一孔入辰砂末一钱,仍用附子塞之,炭火烧存性),牛胆南星半两,白附子(炮)、五灵脂、蝎梢各二钱半。

【主治】慢脾冷痰壅滞,手足冷而微搐者。

【用法】上为末,炼蜜丸桐子大。每服二三钱,生姜汁泡汤下。

116. 七宝辰砂丹《保婴撮要》

【组成】以辰砂为主,木香佐之。

【主治】风痰奇效,慢惊慢脾。

【用法】用开元钱一个,背后上下有两月片者,放铁匙上炭火内烧,少顷成珠子,取入盏中,作一服,用木香煎汤送下,人参汤亦可。

117. 醒脾散《万病回春》

【组成】人参(去芦)、白术(去芦)、白茯苓(去皮)、木香、全蝎(去毒)、天麻、白附子(煨)、僵蚕(炒)各等分,甘草(炙)减半。

【主治】小儿吐泻不止,作慢惊风,脾困昏沉,默默不食。

【用法】上剉生姜三片,枣一枚,水煎温服。二方去天麻、僵蚕,加南星(炮)、半夏(炮)、陈仓米二百粒,煎服,累效。

118. 黄芪汤《万病回春》

【组成】黄芪(蜜水炒)二钱,人参三钱,炙甘草五分,加白芍(炒)二钱。

【主治】小儿吐泻脾惊(一二岁可服)。

【用法】上剉一剂,水煎,食远服。朱砂(五厘,二岁以上一分,三岁以上四五分),全蝎(二个,去足、翅毒,二岁一个,三岁两个)。上为细末,乳汁调服。

【方论】治小儿慢惊风之神兹也。

119. 加味和中散《寿世保元》

【组成】人参、白术(去芦)各二钱,白茯苓(去皮)、陈皮各五分,半夏七分,全蝎(炒)五分,天麻七分,细辛三分,薄荷三分,甘草二分。

【主治】小儿慢惊风。

【用法】上一剂,生姜枣煎服。乳母亦宜服之。

120. 醒脾散《寿世保元》

【组成】人参,白术(去芦),白茯苓(去皮),木香,全蝎,僵蚕,白附子,天麻,甘草。

【主治】小儿吐泻不止,作慢惊风,脾困昏沉,默默不食。

【用法】上,生姜三片,枣一枚,水煎服。

【方论】二方,去天麻、僵蚕,加炮南星、半夏曲、陈仓米二百粒,水煎熟,旋服之。

121. 紫金锭子（《寿世保元》）

【组成】人参、白术（去芦）、白茯苓（去皮）、山药（炒）、乳香、赤石脂（醋煅七次）、辰砂各三钱，麝香二钱。

【主治】慢惊。

【用法】上为细末，以糕一两为丸，如弹子大，金箔为衣，每一粒，薄荷汤研化服。

【方论】此方专治慢惊涎潮发搐，或吐或泻，不思饮食，神昏气弱，宜用。

122. 酿塑法（《寿世保元》）

【组成】木香，沉香，藿香，丁香（减半，）陈皮，人参，神曲（炒），麦芽（炒）。

【主治】小儿慢惊，睡多惊啼，凡面黄脉细者难治。用此药与乳母服之。

【用法】上剂，每服四钱，紫苏十叶、生姜十片、枣二枚，水煎，先令乳母食，后捏去宿乳汁服之，即便卧，霎时，令药入乳之脉，次令儿吮，不可过饱，亦良法也。

123. 参附汤（《婴童类萃》）

【组成】大附子、人参各一钱，丁香五粒。

【主治】元气虚脱，将成慢惊。

【用法】生姜五片，水煎。

124. 醒脾汤（《医宗金鉴》）

【组成】人参，白术（土炒），茯苓，天麻，半夏（姜制），橘红，全蝎（去毒），僵蚕（炒），甘草（炙），木香，仓米，胆南星。

【主治】小儿惊风。

【方歌】气虚夹痰醒脾治，参术天麻白茯苓，橘半全蝎僵蚕草，木香仓米胆南星。

125. 缓肝理脾汤（《医宗金鉴》）

【组成】广桂枝，人参，白茯苓，白芍药（炒），白术（土炒），陈皮，山药（炒），扁豆（炒，研），甘草（炙）。

【主治】小儿惊风。

【用法】用煨姜、大枣，水煎服。

【方歌】肝旺脾虚缓肝汤,桂枝参苓芍术良,陈皮山药扁豆草,煎服之时入枣姜。

夹热夹痰慢惊:慢惊夹热或夹痰,身热心烦口溢涎,宜以清心涤痰治,白丸柴芍六君煎。

【注】慢惊之证,本无热可言,但脾虚虚热内生,故痰涎上泛,咽喉气粗,身热心烦,所谓虚夹痰热是也。痰热相兼者,清心涤痰汤主之;脾虚肝痰感者青州白丸子、柴芍六君汤主之。

126. 青州白丸子《医宗金鉴》

【组成】生川乌(去皮、脐)五钱,生半夏七两,南星(生)三两,白附子(生)二两。

【主治】小儿惊风。

【用法】上为末,盛生绢袋内,用井花水摆出粉,未尽再摆,以粉尽为度。置磁盆内,日晒夜露,每早撇去旧水,别用新水搅。春五日、夏三日、秋七日、冬十日,去水晒干,研为细末,用糯米粉煎粥清丸绿豆大。每服三五丸,薄荷汤送下。

127. 柴芍六君子汤《医宗金鉴》

【组成】人参,白术(土炒),茯苓,陈皮,半夏(姜制),甘草(炙),柴胡,白芍(炒),钩藤钩。

【主治】小儿惊风。

【用法】引用姜、枣,水煎服。

【方歌】脾虚木旺风痰盛,四君人参术草苓,痰盛陈半因加入,肝风更用柴芍藤。

128. 理中地黄加味法《理瀹骈文》

【组成】熟地五钱,当归、枸杞子、熟枣仁、故纸、炙黄芪、党参各二钱,白术三钱,炮姜、萸肉、炙甘草各一钱,加生姜三片,红枣三枚,胡桃三个,灶心土二两,附子五分。

【主治】小儿惊风。

【用法】如咳嗽不止,加蒨壳、金樱子各一钱;大热不退,加白芍一钱;泄泻不止,加丁香六分。此在田方也。

129. 温中补脾法《理瀹骈文》

【组成】制真白术钱二分，人参、炙黄芪各八分，制半夏七分，白蔻仁（炒）、茯苓、干姜（炒）、砂仁（炒）各五分，陈皮、肉桂、酒芍、炙甘草各四分。

【主治】慢惊。

【用法】虚寒甚者，加熟附子五分，老姜一片，大枣一枚。此聂清江方也。

【方论】盖治本即以治标也，忌蜈蚣、全蝎、朱砂之属，宜用参、术、姜、草，或胡椒、肉桂、炮姜、丁香、灶心土治之。下痘症中有人参等纳脐及附子等敷脐之法，皆照慢惊治者，可以推用。按慢惊泻青者，乃夹惊木克土见本质也。

五、慢脾风

1. 小续命汤《南阳活人书》

【组成】防风一分半，芍药、白术、人参、川芎、附子（生）、防己、黄芩各一分，桂枝半两，甘草（炙）十两，麻黄（去节，汤泡三次，焙干）半两。〔批〕一本防风二两半，附子半两，余俱各一两。

【主治】中风及脚气痹弱，不能转侧，兼治小儿慢惊风。

【用法】上剉如麻豆大，每服五钱匕，水一盏半，煮至一盏，去滓，取八分清汁，入生姜汁，再煎一二沸，温服，日三夜二。若寒中三阳，所患必冷，煎成清汁旋入生姜自然汁一匙，再煎一二沸，温服。暑中三阴，所患必热，本方去附子，减桂枝一半（若柔痉自汗者去麻黄，夏间及病有热者，减桂附一半，冬及始者去黄芩）。

2. 治小儿慢惊方△《类证活人书》

【组成】附子（生，削去皮、脐）五钱，防风一两半，芍药、白术、人参、川芎、麻黄（去节，汤泡三次，焙干）、防己、黄芩、桂枝、甘草各一两。

【主治】中风及脚气痹弱，不能转侧者，又兼治小儿慢惊风。

【用法】上剉如麻豆大，每服五钱匕，水一盏半，煎至一盏，去滓，取八分清汁，入生姜汁，再煎一二沸，温服，日三夜二。若柔痉自汗者，去麻黄，夏间及病有热者，减桂枝一半，冬及始春去黄芩。

3. 观音全蝎散《活幼口议》

【组成】黄芪,人参,木香,炙草,石莲肉,扁豆,白茯苓,白芷,全蝎,防风,羌活,天麻。

【主治】婴孩小儿因吐而传慢惊风候,宜服观音全蝎散。

【用法】上为末,每服半钱,一钱枣子半个,水一小盏,煎至半,与服。不拘时候,慢脾尤宜服之。

【方论】议曰:观音散,东汉王氏所着,调理婴孩,清神固气,补虚益脉,开胃止吐,醇乎醇善之善者耶。所缘用药,截风者,何正于危急之际,却作两饵役之,先与生其胃气,次服截风定痫,如此疗理。不惟迂曲致缓,又且未能药入脾胃之间,悟其至理,两剂一行,或加白丸子末,以半和之,乃尽其妙。

4. 白僵蚕圆《婴童百问》

【组成】牛胆南星二钱,直僵蚕(直者,去嘴,炒)、地龙、五灵脂、全蝎(焙)各一钱。

【主治】方传慢脾,阳气未甚脱,可用,亦能截风。

【用法】上为末,水煮生半夏糊圆,麻子大,每服五圆,姜汤送下。

5. 辰砂膏《婴童百问》

【组成】黑附子(八钱重者,去皮脐,顶上刻一孔,入辰砂末一钱,仍用附子末塞之,以炭火烧存性为度)一个,南星(炮)半两,白附子(焙)二钱半,五灵脂二钱半,蝎梢二钱半。

【主治】慢脾冷痰壅滞,手足冷而微搐。

【用法】上为末,炼蜜圆,桐子大,每服一圆,姜汁泡汤调下。

6. 术附汤《保婴撮要》

【组成】白术四两,甘草(炒)二两,附子(炮去皮脐)一两。

【主治】风湿相搏,身体烦疼,不能转侧,不呕不渴,大便坚硬,小便自利,及风症头目眩重等症。

【用法】上为末,入附子每服三钱,姜五片,枣一枚,水煎服。

【方论】愚按:附子温中回阳,为慢脾之圣药也。如元气未脱,用之无有不应,须用每只重一两三四钱,端正不尖底平,周围如莲花瓣者佳。否则,误用川乌也。制法:切去皮尖,以童便浸之,秋冬七日,春夏五日,每日一换,浸毕切作四块,以湿草纸包数层,微火煨半日,取出切开,无白星为度,如急用炮至裂纹,即投童便中良久浸透切片,如色白,再微炙之。气脱甚者,急生用亦效。

7. 黑附子汤《保婴撮要》

【组成】附子(炒,去皮)三钱,木香、人参各一钱五分,白附子一钱,甘草(炙)五分。

【主治】慢脾风四肢厥冷。

【用法】上为散,每服三钱,姜五片水煎,若手足既温,即止后服。

8. 逐寒荡惊汤《幼科切要》

【组成】白胡椒、干姜(炒)、肉桂各一钱,丁香(十粒)。

【主治】小儿气体本虚,或误寒凉,泄泻呕吐,转为慢惊。必致手冷、唇白、便清者,最宜并治发痧腹痛等症。

【用法】上四味共为细末,以灶心土煎水澄清,煎药大半茶杯,频灌之,服后理中方,定获奇效。

【方论】逐寒荡惊汤最宜多配真为至宝灵丹丸。有危症,探小儿口中气息冷热,小便青黄。无论小儿口渴,舌燥,手探口中气息微冷,便清者,速用如神,功难尽述。余手经验,已治多人。惟火极似水者,必眼眵干结,小便赤色,口渴气壮,身轻目张者,切勿服此。

9. 景岳胃关煎《幼科切要》

【组成】熟地三钱,山药、扁豆(炒)、焦术各二钱,黑姜、吴萸、炙草各六分。

【主治】慢惊脾虚泄泻不止,及腹中时有微痛。

10. 景岳六味回阳饮《幼科切要》

【组成】党参、附子、干姜各一钱,熟地四钱,当归(土炒)二钱。

【主治】慢惊四肢厥冷。

【方论】汗多者加箭芪二钱,泄泻者加焦术二钱。

11. 逐寒荡惊汤《医学衷中参西录》

【组成】胡椒、炮姜、肉桂各一钱,丁香十粒。

【主治】慢脾风。

【用法】共捣成细渣,以灶心土三两煮汤,澄清,煎药大半茶杯(药皆捣碎,不可久煎,肉桂又忌久煎,三四沸即可),频频灌之。接服加味理中地黄汤,定获奇效。

【方论】按:此汤当以胡椒为君。若遇寒痰结胸之甚者,当用二钱,而稍陈者,又不堪用。

12. 加味理中地黄汤(《医学衷中参西录》)

【组成】熟地五钱,焦白术三钱,当归、党参、炙芪、故纸(炒捣)、枣仁(炒捣)、枸杞各二钱,炮姜、萸肉(去净核)、炙草、肉桂各一钱,生姜三片,红枣三枚(掉开),胡桃(用仁)二个,打碎为引。

【主治】慢脾风。

【用法】仍用灶心土(代以灶圹土)二两,煮水煎药。取浓汁一茶杯,加附子五分,煎水搀入。量小儿大小,分数次灌之。

如咳嗽不止者,加米壳、金樱子各一钱。如大热不退者,加生白芍一钱。泄泻不止,去当归加丁香七粒。隔二三日,止用附子二三分。盖因附子大热,中病即宜去之。如用附子太多,则大小便闭塞不出。如不用附子,则脏腑沉寒,固结不开。若小儿虚寒至极,附子又不妨用一二钱。若小儿但泻不止,或微见惊搐,尚可受药吃乳便利者,并不必服逐寒荡惊汤,只服此汤一剂,而风定神清矣。若小儿尚未成慢惊,不过昏睡发热,或有时热止,或昼间安静,夜间发热,均宜服之。若新病壮实之小儿,眼红口渴者,乃实火之证,方可暂行清解。但果系实火,必大便闭结,气壮声洪,且喜多饮凉水。若吐泻交作,则非实火可知。倘大虚之后,服一剂无效,必须大剂多服为妙。方书所谓天吊风、慢脾风皆系此证。

【方论】此原方加减治泻不止者,但加丁香,不去当归。而当归最能滑肠,泻不止者,实不宜用。若减去当归,恐滋阴之药少,可多加熟地一二钱(又服药泻仍不止者,可用高丽参二钱捣为末,分数次用药汤送服,其泻必止)。

又:此二汤治慢惊风(编者按:慢脾风),虽甚效验。然治此证者,又当防之于预,乃为完全之策。一孺子,年五六岁,秋夏之交,恣食瓜果当饭。至秋末,其行动甚迟,正行之时,或委坐于地。愚偶见之,遂恳切告其家人曰:此乃慢惊风之先兆也。小儿慢惊风证,最为危险,而此时调治甚易,服药两三剂,即无患矣。其家人不以为然。至冬初,慢惊之形状发现,呕吐不能受食,又不即治。迁延半月,病势垂危,始欲调治。而服药竟无效矣。

13. 慢惊风症用方(《杨氏儿科经验述要评注》) ·····················

【组成】白术(土炒)五钱,云茯苓四钱,法半夏三钱,煨肉蔻三钱,罂粟壳三钱,破故纸四钱,珠末(冲)一分,干地龙(炒)三钱,丁公香五分,旧陈皮五分,木通二钱,煨姜二片,大枣二枚。

【主治】慢惊风。

【用法】如服前药泄泻不止。

或初起即重者。可服下方:赤石脂五钱,禹余粮五钱,炒北芪三钱,三蛇陈皮二分,后下石榴皮四钱,炮姜二钱,胡桃肉四钱,番石榴干四钱,防党参三钱,炙甘草五分,茯神三钱,伏龙肝五钱。

寒重可加熟附片五钱,玉桂心二分(焗),干姜一钱,大枣二枚。干呕可加煨生姜三斤,藿香梗三钱,春砂仁五分,川厚朴五分。作渴可加北五味五分,乌梅三枚,以上泻未止时用,花旗参二钱泻已止时用。扶脾选加石莲肉四钱,怀山药三钱,高丽参二钱米炒(或用人参一钱)。

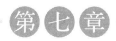

外 治 方 法

一、惊风

小儿癫痫,惊风目眩,灸神庭一穴七壮,在鼻上入发际五分。(《卫生宝鉴》卷十九)

小儿口噤,然谷(穴在内踝前直下一寸,大骨下)灸三壮,神效。(《保幼新编·急惊》)

乌痧惊风　遍身都黑者,急推向下。

黄土一碗,捣末入陈醋一盅,炒热包定,熨之引下,至足刺破为妙。(《串雅内外编》卷四)

通关救急法

【说明】惊风搐搦神昏愦,痰壅气塞在心胸,急用通关吹入鼻,无嚏则死有嚏生。

通关散

【组成】半夏(生)、皂角、细辛、薄荷各等分,共为细末,用笔管吹入鼻内少许。

【方论】惊风搐搦,必神气昏愦,皆由痰壅气塞,壅结胸中而致。急用通关散吹入鼻内,无嚏者不治;有嚏者,审其表里、虚实随证治之。(《医宗金鉴·幼科心法要诀》)

治惊风(一)△

【组成】杏仁、桃仁、糯米、胡椒、栀子各七个捣烂。

【用法】鸡蛋清和飞面敷脚板心,男左女右,过夜脚板黑愈。

治惊风（二）△

【组成】胡椒、栀子、葱白各七钱

【用法】飞面、鸡蛋清和摊布上贴心窝，周时除下，有青黑色效。

小儿惊风痰热，用薄荷、防风、麦冬、胆星、黄连、归身、羚角煎抹胸背再贴膏。（《理瀹骈文·儿科》）

二、急慢惊风通治

急慢惊风，灸中脘四百壮。（《扁鹊心书》卷下）

通顶散

【组成】藜芦不拘多少。

【主治】急慢惊风，眼目上视，手足搐搦，牙关不开。

【用法】为细末。用竹管吹少许入左右鼻，候苏，服三黄散并和气。

《王氏手集》灸小儿急慢惊风，于两足大指甲肉间灸三五壮，须是立灸，即效。

神效贴凹散

【组成】石燕二个（醋二钱，烧红熔干为度，细研），艾心叶七个，生朱砂二皂子大（细研），蓖麻子七粒（去壳，细研）。上一处和合极匀。

【主治】小儿急慢惊风服药未效。

【用法】用一钱匕，用薄荷自然汁调成膏子，贴在鼻山根凹中，少时睡着，候鼻尖头汗出，即便好安。（《幼幼新书》卷第九）

治小儿急、慢惊风（方）

【组成】朱砂二豆粒大，僵蚕、全蝎各一枚。

【用法】为末，乳汁调涂两太阳穴并五心、舌上。（《卫生简易方》卷之十二）

三、急惊风

《圣惠》灸法：小儿急惊风，灸前顶一穴，三壮，在百会前一寸。若不愈，须灸两眉头及鼻下人中一穴，炷如小麦大。

《石壁经》三十六种内才发急惊风候歌 才发惊风看握拳，指内指外细须言（《风髓经》注云：大拇指也）。阴内阳外为顺候（是方始手足搐搦候，掌内红润握手指，男儿大指在外，女儿在内即顺）。男左女右搐宜先（二云：搐令痓）。用药开关双眼下（《献髓经》云：将药搐鼻），又将形候再重看（《风髓经》云：如嚏喷者不妨）。大忌闷涎潮入肺，结向心中不解痓（若男子搐右，女搐左，此为逆候，不治。颔涎如眼黏续续不断也，常利膈去涎。目若开，涎若散，则更当服去惊调气药，即止；若目不开，涎不断者，必死矣）。远与凉心为治疗，解惊下药始求安（《风髓经》此一句云：解经调气用汤丸）。脉逆阴阳须意（《风髓经》此一句云：定搐疾时依用意）用，定知无命别人间（男左女右搐搦顺也，《风髓经》急风自发歌注云：先将晬月散搐鼻，次镇心丸，次生银丸）。

《石壁经》三十六种内急惊风候歌　七日归前被物惊（在七日内，因惊作热，发惊也。若婴儿变蒸，亦主惊，慎勿冷药过多），发直喉干泻又青（发如麻直不润，但婴儿频吃乳，孩儿多饮水，所谓喉干，其泻多则青色也）。但看上唇微有汗，次观印内（一云：腹上）有青筋，掌中有似桃花嫩，怕物多涎听有声。会者镇惊为妙手，莫将风热一般名。

此乃外证候也。若治，先当镇惊药，次定渴化涎，则其疾必痓。虽孩儿气实，亦当调置气，方下惊药，慎勿过冷也（《风髓经》弱风急歌，一同云：宜服镇心丸，生银丸。方见同前）。（《幼幼新书》卷第九）

议婴孩急惊风，发搐手足，不可热捉。及以手用力灸之即伤经络，经络既伤，亦无所益，则废肢害体。（《活幼口议》卷之十二）

灸法治小儿急惊风。前顶一穴，在百会前一寸。若不愈，须灸眉头两处及鼻下人中一穴，各三壮，炷如小麦大。（《卫生宝鉴》卷十九）

初发搐，昏睡不醒，或掐人中穴，或灸中冲穴，或掐大陵穴，待其醒而药之也。或用白僵蚕、牙皂、细辛、川芎、藜芦等分为末，吹鼻中，嚏者可治，不嚏者不治。（《幼科医学指南》卷三）

急惊风　手足捻拳，四肢乱抓，掣跳，口斜眼偏。其原因喧响受喝，宜安神，掐威灵为主。又掐心经中冲穴，掐四横纹，清肺经，分阴阳，运八卦，运五经,捞明月,清天河,猿猴摘果,清心经。方用大田螺,拨开眼盖,放冰片三厘,少刻成水,茶匙挑入儿脐内,虽一叫而死,即刻醒活立愈。(《幼科推拿秘书》卷四)

小儿急惊风锭子

【组成】麻黄四两,甘草二两,蝉蜕、僵蚕、全蝎各二十一个,陈胆星一两,白附子、防风、川乌、天麻、川芎、白芷、党参、南薄荷、白术、木香各五钱,干姜(煎膏)四钱,蜂蜜二两,牛黄、冰片、轻粉各三钱,麝香一钱,砾砂、雄黄各八钱。

【主治】急惊风并治风痫、破伤风诸风,皆良。

【用法】和捏为锭。临用淡姜汤同白蜜摩擦胸背。麻黄、麝香同用,发散而不引邪妙。

急惊秘方

【组成】胆星、全蝎各一两,牛子五钱,朱砂四钱,巴仁三钱。

【主治】咳嗽、惊痫、发搐、发热、鼽喘、痰涎上壅、痰厥跌倒。

【用法】掺薄荷膏贴心口。

【方论】按小儿急惊险症。或抱鸡与截蚓,吊痫并嗜飞龙。加大黄一两五钱,黑丑七钱五分,胆星、半夏、枳实各五钱,牙皂三钱,油丹熬贴亦良。薄荷可用二两入膏同熬,此方合用,行而不泄。(《理瀹骈文·儿科》)

患儿抽搐大作时急救之法:由大人口含生油,用手掩儿双目,当面喷一口,随用干布抹去油腻,然后以童便半茶杯饮之,抽搐即止,继服下方可愈(编者按:见方药篇)。(《杨氏儿科经验述要评注》)

四、慢惊风

慢惊灸法 《圣惠》灸法:小儿缓惊风,灸尺泽,各一壮,在肘中横纹约上动脉中,炷如小麦大。(《幼幼新书》卷第九)

小儿慢惊风,灸尺泽穴各七壮。在肘中横纹约上动脉中,炷如小麦大。(《卫生宝鉴》卷十九)

慢惊乃元气虚损而至昏愦,急灸百会穴,若待下痰不愈而后灸之,则元气

第七章　外治方法

脱散而不救矣。(《寿世保元》卷八)

慢惊灸法　尺泽穴(在肘后横纹,灸三壮);百会穴(在头顶旋毛中,灸三壮);大冲穴(在脚面脉动处,灸三壮);角弓反张,发际(入三分,灸三)。(《婴童类萃》上卷)

慢惊风　眼翻白不食乳,四肢壅软,拽气无时。其原因内伤已久,胃气渐脱,宜补脾土为主,分阴阳,运八卦,补肺经,推三关,揉小天心,走搓摩,赤凤摇头。若手法不能,日又必推三关,以补元气为主。(《幼科推拿秘书》卷四)

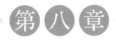

典 型 医 案

一、惊风

案1 赵周氏之子三岁,忽惊风掣疭,体如反弓张,不纳乳食,四肢尽冷,众医莫能措手。族弟善信来云:闻邑主簿李赓藏一方,疗此证如神。急求,并力治药,才合就,便以擦儿齿,少顷,作哕咳声,手稍转动,自夜至旦灌两饼,从此平复。赵焚香设誓,将终其身以施人。名蝎稍①饼子,用赤足金蜈蚣一条,蝎梢、乳香、白花蛇肉、朱砂、南星、白僵蚕各半两,麝香三钱,凡八味。砂、乳、香别研,蛇,酒浸去皮骨,取净肉,南星煨熟,蚕生用,与蜈蚣五者为末,别研三者和均,酒糊元,捏作饼,径四分,煎人参或薄荷,金银汤,磨化一粒,周岁以下者半之,全活小儿不可计(《庚志》)。(《医说》卷十)

案2 一小儿发热抽搐,口噤痰涌,此胆经实火为惊风也。先用泻青丸一服,六味丸二服,诸症即退;又用小柴胡汤加芎、归、山栀、钩藤钩,次以补中益气汤而痊。(《保婴撮要》卷三)

案3 惊风危急难救,两乳头各灸三壮,百会、上星(穴在前发际上一寸)。一方,两眉间灸三壮,神效。(《保幼新编·急惊》)

案4 一子三岁,病惊风,未服豁痰安神之药,自后成痫。每发之时,面色青黑,两目连劄,口如嚼物,涎出于口,昏睡扑地。当欲发之状,即以指探其口中,以吐其涎,如此调理,至七岁而愈。

案5 一子四岁,病惊风,未服豁痰之药,未及半年,儿似痰迷,饮食便溺皆不知时,后昏倒成痫。问曰:尔病发时,能自知乎?答曰:欲昏则发。因作钱氏安神丸加胆草服之,且教其父曰:儿病将发时,急掐其两手合谷穴。如

---

① 稍:当作"梢"。

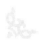

此调理,一月而安。

案6 一女十四岁,惊风后右手大指次指屈而不伸,医用羌活、防风、天麻、全蝎、僵蚕诸风药,病益甚。予曰:手足不遂,血虚也;伸而不屈,筋弛长也;屈而不伸,筋短缩也;皆血虚不能养筋之症也。手大指者太阴肺经之所主,手次指者手阳明大肠之所主,肺与大肠皆属燥金,此血燥之象也。一切风药,助风生燥,故血转虚。乃立一方,用人参、黄芪、天冬、麦冬、生地、熟地、当归等分,官桂减半,作引经药,横行手指之端,蜜丸如芡实大。每服一丸,食后米汤下。又以人参固本丸,作蜜丸调服。

案7 一子惊风后,右手强硬,五指拳曲,不能举物,口角流涎,语言謇涩。予曰:此脾有湿痰,脾不足而肝木乘之,不可治也。(《幼科医学指南》卷三)

案8 方伯张存儒先生有公郎抱惊风,患初,郡中医作夹食,用消导剂,症加甚,后予用半夏四钱,生姜一钱,防风一钱,一服即愈,遂拜予为假父。此药用当而通神之一验也。(《幼科铁镜》卷四)

案9 袁仲卿乃郎,入水捉彭蜞为戏,偶仆水中,家人救出,少顷,大热呻吟。医以镇惊清热丸、散与服,二日,昏迷不醒,胸高头侧,气已垂绝,脉止蛛丝。谓曰:吾从来不惧外证之重,但脉已无根,不可救矣!此儿受病,何至此极?静筹其故,良久,曰:得之矣。其父且惊且喜,愿闻其说。余曰:惊风一证,乃前人凿空妄谈。小儿受其害者,不知几千百亿兆。后见方中行痉书,始知昔贤先得我心。此证因惊而得,其实跌仆水中,感冷湿之气,为外感发热之病。食在胃中,因而不化,当比夹食伤寒例,用五积散治之。医者不明,以金石寒冷药镇坠,外邪深入脏腑,神识因而不清。食停胃中,得寒凉而不运。所进之药,皆在胃脘之上,不能透入,转积转多,以致胸高而突。宜以理中汤运转前药,倘得证减脉出,然后从伤寒门用药,尚有生理。于是煎理中汤一盏,灌入。大爆一口,前药一齐俱出,胸突顿平,颈亦微硬,但脉仍不出,人亦不苏。余曰:此食尚未动,关窍堵塞之故。再灌前药,热已渐退。乃从伤寒下例,以元明粉化水,连灌三次,开其大肠燥结,夜下黑粪甚多。后以生津药,频灌而苏(引《寓意草》)。(《医述》卷十四)

宗弟张某,喜用此丹(编者按:定风丹)以治小儿惊风。又恒随证之凉热虚实,作汤剂以送服此丹。其所用之汤药方,颇有可采。爰录其治验之原案二则于下。

案 10 己巳端阳前,友人黄某幼子,生六月,头身胎毒终未愈。禀质甚弱,忽肝风内动,抽掣绵绵不休。囟门微凸,按之甚软,微有赤色。指纹色紫为爪形。目睛昏而无神,或歪。脉浮小无根。此因虚气化不固,致肝阳上冲脑部扰及神经也。黄某云:此证西医已诿为不治,不知尚有救否?答曰:此证尚可为,听吾用药,当为竭力治愈。遂先用定风丹三分,水调灌下。继用生龙骨、生牡蛎、生石决明以潜其阳;钩藤钩、薄荷叶、羚羊角(剉细末三分)以熄其风;生箭芪、生山药、山萸肉、西洋参以补其虚;清半夏、胆南星、粉甘草以开痰降逆和中。共煎汤多半杯,调入定风丹三分,频频灌之。二剂肝风止,又增损其方,四剂全愈。

【按】 黄芪治小儿百病,明载《神农本草经》。惟此方用之,微有升阳之嫌。然《神农本草经》又谓其主大风,肝风因虚内动者,用之即能熄风可知。且与诸镇肝敛肝之药并用,若其分量止用二三钱,原有益而无损也。

案 11 天津聂姓幼子,生七月,夜间忽患肝风,抽动喘息,不知啼。时当仲夏,天气亢旱燥热。察其风关、气关纹红有爪形,脉数身热,知系肝风内动。急嘱其乳母,将小儿置床上,不致怀抱两热相并。又嘱其开窗,以通空气。先用急救回生丹吹入鼻中,以镇凉其脑系。遂灌以定风丹三分。又用薄荷叶、黄菊花、钩藤钩、栀子、羚羊角以散风清热,生龙骨、生牡蛎、生石决明以潜阳镇逆,天竹黄、牛蒡子、川贝母以利痰定喘。将药煎好,仍调入定风丹三分,嘱其作数次灌下,勿扰其睡。嗣来信,一剂风熄而病愈矣。

【按】 此二证,虽皆系肝风内动抽掣,而病因虚实迥异。张某皆治以定风丹,而其煎汤送服之药,因证各殊。如此善用成方,可为妙手灵心矣。(《医学衷中参西录》第七卷)

二、急惊风

案 1 一小儿三岁患急惊,面赤发热,作渴饮冷,用泻青丸一服,热衰大半。因见得效,翌早又自制一服,反加吐泻发搐,面色青白,手足指冷,此热既去而妄自伤脾也。用六君子、姜、桂、升麻、柴胡一剂得安。是以前哲谓小儿易为虚实,攻伐之药衰其大半乃止,不可过之,罗谦甫约方约囊之论恪矣。

案2 一小儿七岁,患急惊将愈,而发热惊悸,误服祛风化痰之剂,更加惊搐,吐痰喘嗽,腹胀少食恶寒。再用抱龙丸,大便似痢,寒热往来,殊类风症。先君治之以为脾气亏损,诸经无所滋养而然,用四君子汤为主,少加升麻、柴胡,以升补阳气而愈。(《保婴撮要》卷三)

案3 一小儿沉困发热,惊搐不乳,视其脉纹如乱鱼骨,此风热急惊之症也。先用抱龙丸少许,祛风化痰,后用六君子汤加柴胡,壮脾平肝,热遂退而惊定愈矣。

案4 一小儿瘈疭啼叫,额间青黑,此惊风,肝木乘脾,腹中作痛也。先以六君子汤加木香、柴胡、钩藤钩,啼叫渐缓,更加当归,又二剂而安。

案5 一小儿目内色青发搐,目上视,叫哭不已,或用牛黄清心丸不愈,反切牙顿闷,小便自遗,此肝经血气虚甚故耳。余用补中益气汤及六味地黄丸而痊。(《寿世保元》卷八)

案6 一子患急惊风,十七日不醒,舌已黑矣。用薄荷煎汤洗之,舌变红色,再用泻青丸二钱煎汤服之,口燥渴已止,其夜搐止,热退而安。

案7 小儿发搐,如法治之,搐止者吉。如时发时止者,昏睡不醒,不食者死。发搐不止,口鼻气出温者,气温则内生,谓肝之真脏病见,此真搐也,不可治。搐后易醒,口鼻气出热者,热则病自外生,此假搐也,可治。

案8 一子患惊风,痰喘正急,惊搐频发,于是先治其痰,后治其搐,以次而定,惟身热犹炽。予曰:小儿肝常有余,脾常不足,肝木太旺,脾土受伤,此乃虚热,勿用寒凉,致损中气也。乃用四君子汤加炙黄芪、黑姜,一服而安。
(《幼科医学指南》卷三)

案9(高热急惊) 杨某,女,10岁。

初诊(1962年6月3日) 壮热不退(39.5～40℃),已有1周,神志昏迷,狂妄不安,便结5日,矢气频转,手足瘈搐,汗少溲赤。两脉数实,舌苔黄腻。是阳明经腑实热,拟通腑结,下实热。处方:

川朴 3 g,生枳实 6 g,大黄 9 g,元明粉(冲服)6 g,紫雪丹(化服)3 g。

1 剂。

二诊(1962 年 6 月 4 日) 神志仍昏,大便未下,汗出较多,小溲赤涩,脉象同前而舌绛苔燥。为实热逗留肠胃,势已化火化燥。改用白虎加味以透邪清热,生津润燥。处方:

生石膏 60 g(先煎),知母 6 g,鲜生地 30 g,天花粉 9 g,鲜竹叶 50 片,鲜菖蒲 6 g,另紫雪丹(化服)3 g。

1 剂。

三诊(1962 年 6 月 5 日) 药后下大量宿粪,热和神清,知饥索食,津津有汗,舌转滋润,脉象平静。然余热未清,防其死灰复燃,拟竹叶石膏汤。

2 剂。药后热清神按,调理而愈。

【原按】本例急惊昏迷掣搐,是因阳明经腑实热所致;用大承气釜底抽薪,未见显效,大便不下。此时病邪化火化燥之势转甚,故改进白虎加味清透泄热,增液润燥。药后腑气得通,热势顿和,神识即清,惊搐就定。此亦吴鞠通增水行舟之变法也。(《幼科刍言》)

【按】本案乃董廷瑶治疗急惊案例,痰热惊搐四证见,属于急惊风案例。类似案例在现代儿科书中已非常少见。该案发于 1962 年,适逢国家困难之际。现代儿保工作越来越精细到位,至少中国城市儿童一般情况下再难见此症。

三、慢惊风

案 1 钱乙论:阴痫坏病云,东都王氏子吐泻,诸医药下之至虚,变慢惊。其候:睡露睛,手足瘛疭而身冷。钱曰:此慢惊也,与栝蒌汤,其子胃气实,即开目而身温。王疑其子不大小便,令诸医以药利之,医留八正散等,数服不利,而身复冷。令钱氏利小便,钱曰:不当利小便,利之,必身冷。王曰:已身冷矣。因抱出,钱曰:不能食而胃中虚,若利大小便,即死,久即脾肾俱虚,当身冷而闭目,幸胎气实而难衰也。钱用益黄散、使君子丸四服。令微饮食,至日午,果能饮食。所以然者,谓利大小便,脾胃虚寒,当补脾,不可别攻也。后又不语,诸医作失音治之。钱曰:既失音,何开目而能饮食,又牙不噤而口不紧也。诸医不能晓,钱以地黄丸补肾。所以然者,用清药利小便致脾肾俱虚,

今脾已实，肾尚虚，故补肾必安。治之半月而能言，一月而痊也。（《幼幼新书》卷第九）

案2 举人余时正子伤食发丹，服发表之剂，手足抽搐，服抱龙丸目眴痰盛。余谓：脾胃亏损，而变慢惊也，无风可祛，无痰可逐，只宜温补胃气。遂用六君加附子一剂而愈。（《保婴撮要》卷三）

案3 族侄孙女一周岁时发慢惊，眼开手拳，目不动移，脚指微动，先自囟门后遍身如火，喉中痰声，口中痰沫，腹胀放屁，大便亦行。先以牛黄丸、苏合香丸进之不效，及各治惊、治痰等药与之皆不受，即从痰沫流出。用通关散吹入鼻中亦不作嚏。自申时至戌时犹不能醒，面色素青而白。气禀甚弱，因婢者抱而偶失跌，受惊发热。此惊气乘虚而入，在法已无生路，但不忍坐视，姑以人参三钱，生姜自然汁拌炒煎汤，频频用匙挑入口中，初二三四匙皆不受，又与五六匙，偶能入一二匙下喉，便觉痰声稍缓，因此频频与之。十匙中有二三匙入腹矣。喉中气转，且目便能动，始有生意。再以六君子汤加天麻、石菖蒲、僵蚕、泽泻、薄荷，煎服至鸡鸣时，乃略啼一二声，方识吮乳。次日咳嗽，语声不出，小水短少，以辰砂、益元散一钱，用灯心汤调下，热退声出，惟嗽不尽止，改以四君子汤加陈皮、五味子、麦门冬、桑白皮、桔梗、杏仁、薄荷一帖痊愈。（《孙文垣医案》卷三）

案4 凡慢惊，元气虚损而致昏愦者，急灸百会穴，若待下痰不愈而后灸之，则元气脱散而不救矣。此乃脏腑传变已极，总归虚处，唯脾受之。无风可逐，无惊可疗，此因脾虚不能摄涎而似痰也。（《万病回春》卷七）

案5 一子脾胃素弱，一日病泻，以理中汤服之，泻未止，口内生疮，谓前药性热助火，复以冷药投之，身微热，睡则扬睛。予见之曰：此儿发慢惊风，是脾胃本虚，泻则益虚，口中生疮者脾虚热也，误服冷药则中气虚，昏睡不乳，虚损之极也。用调元汤倍加人参，服之半月而愈。（《幼科医学指南》卷三）

案6 有状类急惊，而病因实近于慢惊者。一童子，年十一二，咽喉溃烂。医者用吹喉药吹之，数日就愈。忽然身挺，四肢搐搦，不省人事，移时始醒，一日数次。诊其脉甚迟濡。询其心中，虽不觉凉，实畏食凉物。其呼吸，似觉短气。时当仲夏，以童子而畏食凉，且征之于脉象病情，其为寒痰凝结，瘀塞经络无疑。投以《伤寒论》白通汤，一剂全愈。

案7 治一五岁幼童，先治以逐寒荡惊汤，可进饮食矣，而滑泻殊甚。继投以以加味理中地黄汤，一日连进两剂，泄泻不止，连所服之药亦皆泻出。遂改用红高丽参大者一支，轧为细末，又用生怀山药细末六钱煮作粥，送服参末一钱强。如此日服三次，其泻遂止。翌日仍用此方，恐作胀满，又于所服粥中调入西药百布圣六分，如此服至三日，病全愈。

案8 治一未周岁小孩，食乳即吐，屡次服药亦吐出，囟门下陷，睡时露睛，将成脾风。俾其于每吃乳时，用生硫黄细末一捻，置儿口中，乳汁送下，其吐渐稀，旬日全愈。（《医学衷中参西录》第七卷）

四、慢脾风

案1 族侄，某，六岁时，曾患此证（编者按：慢脾风）。饮食下咽，胸膈格拒，须臾吐出。如此数日，昏睡露睛，身渐发热。投以逐寒荡惊汤原方，尽剂未吐。欲接服加味理中地黄汤，其吐又作。恍悟，此药取之乡间小药坊，其胡椒必陈。且只用一钱，其力亦小。遂于食料铺中，买胡椒二钱，炮姜、肉桂、丁香，仍按原方，煎服一剂。而寒痰开豁，可以受食。继服加味理中地黄汤，一剂而愈。

方中所用灶心土，须为变更。凡草木之质，多含碱味。草木烧化，其碱味皆归灶心土中。若取其土煎汤，碱味浓厚，甚是难服，且与脾胃不宜。以灶圹内周遭火燎红色之土代之，则无碱味，其功效远胜于灶心土。（《医学衷中参西录》第七卷）

案2 沙无翼，王生之表兄也。得子甚迟，纵啖生冷。一夕吐食暴僵，医以惊风药治之。浑身壮热，面若装朱，眼吊唇掀，下利不计其数。诊毕，谓曰：此慢脾风候也。脾气素伤，更以金石药重伤，今已将绝，故显若干危证。本有法可救，但须七日方醒。恐信不笃，而更医无识，反得诿罪生谤。王生坚请，监督其家。于是用乌蝎四君子汤，日灌一剂，每剂用人参一钱，渠家虽暗慌，然见面赤退而色转明润,便泻止而动移轻活,亦自隐忍。至第六晚,忽觉手足不定,揭去衣被,喜吞汤水,始诋人参之害。王生张皇,任其转请他医。才用牛黄少许,从前危证复出。重服理脾药,又五日。方苏(引《寓意草》)。(《医述》卷十四)

参考书目

[1] 朱肱. 南阳活人书[M]. 刻本, 1616(明万历四十四年).

[2] 朱肱. 类证活人书[M]. 刻本, 上海: 江南机器制造局, 1884(清光绪十年).

[3] 钱乙. 小儿药证直诀[M]. 周学海周氏医学丛书本, 1891(清光绪十七年).

[4] 许叔微. 普济本事方[M]. 芸晖堂抄本, 1785(清乾隆十五年).

[5] 张锐鸡. 峰普济方[M]. 汪士钟覆南宋刻本, 1828(清道光八年).

[6] 窦材. 扁鹊心书[M]. 刻本, 1767(清乾隆三十二年).

[7] 刘昉. 幼幼新书[M]. 古吴陈氏刻本, 1641(明万历十四年).

[8] 张杲医说[M]. 刻本, 上海: 上海文明书局, 1911(清宣统三年).

[9] 杨士瀛. 仁斋直指方论[M]. 黄炉刊本, 1550(明嘉靖二十九年).

[10] 张从正. 儒门事亲[M]. 吴勉学校刻本, 1601(明万历二十九年).

[11] 罗天益. 卫生宝鉴[M]. 刻本, 长沙: 惜阴书局, 1888(清光绪十四年).

[12] 曾世荣. 活幼口议[M]. 叶氏作德堂刻本, 1545(明嘉靖二十四年).

[13] 危亦林. 世医得效方[M]. 初刻本, 1346(元至正五年).

[14] 胡濙. 卫生易简方[M]. 江西刻本, 1862(清嘉庆四十一年).

[15] 鲁伯嗣. 婴童百问[M]. 刻本, 1542(明嘉靖二十一年).

[16] 万全幼科发挥[M]. 刻本, 1778(清乾隆四十三年).

[17] 万密斋. 育婴家秘[M]. 重印 1692(康熙三十一年)忠信堂刻本, 1778(清乾隆四十三年).

[18] 薛铠, 薛己. 保婴撮要[M]. 薛氏自刻本, 1556(明嘉靖三十五年).

[19] 孙一奎. 孙文垣医案[M]. 刻本, 1573(明万历元年).

[20] 龚廷贤. 万病回春[M]. 经纶堂重刻本, 1615(明万历四十三年).

[21] 王肯堂. 幼科证治准绳[M]. 修敬堂刻本, 1797(清乾隆五十八年).

[22] 龚廷贤. 寿世保元[M]. 明经纶堂刻本, 出版年不详.

[23] 王大伦. 婴童类萃[M]. 刻本, 1622(明天启二年).

[24] 张介宾. 景岳全书[M]. 鲁超刊本, 1710(清康熙四十九年).

[25] 无忌先生. 保幼新编[M]. 朝鲜刻本, 出版年不详.

[26] 秦昌遇. 幼科折衷[M]. 抄本, 清乾隆年间.

[27] 喻昌. 医门法律[M]. 刻本, 1658(清顺治十五年).

[28] 周震. 幼科医学指南[M]. 刻本, 1877(清光绪三年).

[29] 熊应雄. 小儿推拿广意[M]. 金昌三友堂刊本, 1822(清道光二年).

[30] 夏鼎. 幼科铁镜[M]. 扫页山房刻本, 1830(清道光十年).

[31] 吴谦. 幼科心法要诀[M]. 武英殿刻本, 1742(清乾隆七年).

[32] 陈复正. 幼幼集成[M]. 刻本, 广州: 登云阁, 1751(清乾隆十六年).

[33] 赵学敏. 串雅内外编[M]. 刻本, 1759(清乾隆二十四年).

[34] 骆如龙. 幼科推拿秘书[M]. 金陵四教堂刻五卷本, 1785(清乾隆五十年).

[35] 江涵暾. 笔花医镜[M]. 刻本, 1824(清道光四年).

[36] 程文囿. 医述[M]. 刻本, 1891(清光绪十七年).

[37] 王锡鑫. 幼科切要[M]. 刻本, 1847(清道光二十七年).

[38] 吴尚先. 理瀹骈文[M]. 刻本, 1873(清同治十二年).

[39] 张锡纯. 医学衷中参西录[M]. 铅印本, 天津: 新华印书局, 1909(清宣统元年).

［40］杨鹤龄.杨氏儿科经验述要评注［M］.民国手抄本,1875－1954.

［41］恽铁樵.安脑丸说明书［J］.铁樵医学月刊,1934,1(2):93－95.

［42］董廷瑶.幼科刍言［M］.上海:上海科学技术出版社,1983.